2023年度
经典临床试验
多学科案例解析

李 宁　吴大维　主编

清華大學出版社
北 京

图书在版编目（CIP）数据

2023 年度经典临床试验多学科案例解析 / 李宁，吴大维主编 . -- 北京　清华大学出版社，2024. 12. --ISBN 978-7-302-67783-3

Ⅰ . R979.1

中国国家版本馆 CIP 数据核字第 2024EF2192 号

责任编辑：孙　宇
封面设计：钟　达
责任校对：李建庄
责任印制：刘海龙

出版发行：清华大学出版社
　　　　　网　　　址：https://www.tup.com.cn，https://www.wqxuetang.com
　　　　　地　　　址：北京清华大学学研大厦 A 座　邮　　　编：100084
　　　　　社 总 机：010-83470000　邮　　　购：010-62786544
　　　　　投稿与读者服务：010-62776969，c-service@tup.tsinghua.edu.cn
　　　　　质量反馈：010-62772015，zhiliang@tup.tsinghua.edu.cn
印 装 者：小森印刷（北京）有限公司
经　　销：全国新华书店
开　　本：165mm×235mm　　　印　张：11.75　　　字　数：179 千字
版　　次：2024 年 12 月第 1 版　　　印　次：2024 年 12 月第 1 次印刷
定　　价：108.00 元

产品编号：107892-01

编 委 会

医药创新是以科技为核心的战略新兴产业，是新质生产力的重要组成部分。我国生物医药产业经过漫长的发展和艰苦卓绝的努力，在各个环节都取得了举世瞩目的进步，正在逐步从模仿创新走向原始创新，与全球最先进水平全面接轨。国家癌症中心·中国医学科学院肿瘤医院作为临床研究机构，是整个发展过程的亲历者，一直发挥国家队示范带头作用，开展国内第一项肿瘤新药临床试验、构建国内最早的专职化临床研究队伍、牵头肿瘤临床试验数量和支持国内获批上市的药物数量始终位居全国首位。

医药创新也是一项系统性工程，涉及从药物发现、临床开发、药物注册以及上市后评价等多个科学环节，在这个创新驱动发展的关键时期，更应当关注新一代医药人才的培养，重视知识体系建设，以专业化、学科化发展为目标。为此，中国医学科学院肿瘤医院借鉴国际理念，率先提出"创新医药学"的概念。作为一门交叉学科，"创新医药学"与医药创新的"系统性"特征契合，整合基础生物学、临床试验、生物统计、伦理学、监管科学等多学科内容，塑造适应新时期生物医药发展的复合型人才，满足社会对健康和医疗的需求。

创新药临床开发，正是创新医药学的最重要部分，也是近年来发展最为迅速的领域，特别是在肿瘤专业，大批成功的临床试验推动药物上市，满足癌症患者的临床需求，也让从业者从中借鉴成功的经验。但是，在生物技术高速发展的新时期下，肿瘤前沿诊疗技术越来越丰富，创新风险与日俱增，临床开发进程不会一帆风顺，很多临床试验没有得到阳性结果。"阴性"结果并不见得意味着"失败"，其中蕴藏着比"成功"案例更值得学习的宝贵经验，正视这些"未成功"临床研究，辩证看待阴性结果，才能为未来研究提供更好参考。

《2023 年度经典临床试验多学科案例解析》以肿瘤领域"未成功"临床研究案例为线索，集合医院、企业、基础医学和投资领域多学科专家智慧，将临床开发决策的关键问题具象化，贯穿药物机制、方案设计、风险管理、项目运营等各个链条，是创新医药学新药开发理论知识的重要组成。图书内容从实践出发，深入浅出，适合有一定基础的医药相关专业学生阅读学习，也值得新药临床开发从业者从中借鉴经验。希望本书与创新医药学其他系列书籍一起，构建起创新医药学知识体系，支持我国生物医药产业人才培育，为实施健康中国战略、筑建中国式现代化健康根基做出新的贡献。

赫　捷

中国科学院院士

国家癌症中心主任

中国医学科学院肿瘤医院院长

生物医药创新的根本动力来自于尚未被满足的临床需求。自 2015 年开始的药监改革，大大释放了这一需求，推动了本土创新药产业的蓬勃发展。这种快速发展也带来了对临床研发主体——临床研究医师的巨大需求。

然而，目前中国的临床研究医师队伍，无论在数量上还是质量上，均远远无法满足这一需求。这个职业群体的诞生，最初是伴随着跨国公司将创新药引入中国而形成的。由于历史原因，大多数临床研究医师缺乏系统性的专业培训，主要是通过实践中逐步积累经验成长起来的。

中国医学科学院肿瘤医院率先从医学博士毕业生中选拔优秀人才，组建专业化的临床研究医师团队。这种"早期塑造"模式，强调从一开始灌输正确的价值观、职业习惯和技能，促进个人职业成长。反之，如果在早期阶段，已形成了错误的概念、思路和不良习惯，日后纠正的难度将会极大增加。

由李宁教授和吴大维教授主编的《2023 年度经典临床试验多学科案例解析》，正是这一引导与培训理念的重要组成部分。通过对全球顶尖临床研发案例的深入解析，这本书不仅帮助读者掌握技术方法，更致力于培养独立思考的能力。

更具前瞻性和战略意义的是，李宁教授正在倡导和创建一个全新的医学专科——"创新医药学"（Innovative Pharmaceutical Medicine）。"Pharmaceutical Medicine"并非全新概念，它在欧洲已有悠久历史。例如，在英国，它是一门被官方认可的医学专业，专注于药物的发现、开发、评估、监管和监测，以确保药物的有效性、安全性和质量。从学科建设的角度来看，它是英国皇家内科医学院的独立医学学科，拥有完善的专业培训、教育和认证体系。令人欣喜的是，"创新医药学"如今在中国已经成为临床医学下属的新兴二级学科，展现了巨大的发展潜力。

我希望那些不仅仅满足于专科知识和技能获取的读者，能围绕着"药物风险和获益评估"和"个体与群体之关系"两个维度，思考一下学科建立和发展的两组关键问题：（1）创新医药学的核心内涵和定位是什么？我们同欧洲对学科的定义有什么不同？为什么这个学科在美国没有发展起来？（2）如果创新医药学是临床医学的一部分，它同其他临床医学，在对创新药同患者的关系上，本质差别在哪里？

一旦我们对这些核心问题有了清晰的认识，就能够在医师职业发展的全链条上，构建一套完善的学科发展体系，包括课程教育、认证培训、学位授予（如公共卫生硕士，MPH）以及晋升体制。这不仅是"创新医药学"发展的基础，也将成为中国式现代化与新质生产力的重要体现。

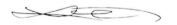

李自力

DIA Fellow 和全球董事

美国 FDA 同仁会执行董事

前美国强生集团全球研发副总裁，亚太研发中心负责人

创新医药学

医学的进步，需要创新的诊疗技术和药物；医药创新，则需要生物学、化学、物理学、材料学等基础学科的发展，并与临床医学有机融合交叉。以肿瘤为例，生物学和化学的发展，使得人们能够找到慢性淋巴细胞白血病的致病性基因改变，并合成出抑制这一基因异常的药物——世界上首个靶向治疗药物伊马替尼，成功改变了白血病治疗临床实践，更拉开了肿瘤"靶向治疗"时代的序幕；物理学和工程学的发展，则奠定了肿瘤放射治疗学的基础，并且不断迭代放疗技术和设备，让放疗更精准、更安全。

全球医药创新行业在最近十年取得了蓬勃发展，以肿瘤领域为代表，临床研究呈现体量大、增速快、创新性强的特点。截至 2022 年年末，肿瘤新药临床试验占据约 40% 全球全部注册药物临床试验。同时期，我国肿瘤临床试验发展更为突出，特别是自 2015 年起国家监管部门相继发布了一系列鼓励创新药品医疗器械研发的政策，推动新药临床试验数量、在研药物品种数量、临床试验机构数量不断增长。截至 2022 年，我国已经贡献了全球肿瘤药物管线的 20%，其中，代表肿瘤最前沿技术的细胞基因治疗研发活动在我国非常活跃。近 5 年，在研产品和项目数量均仅次于美国，位居世界第二。在临床研究蓬勃发展的环境下，自 2018 年起，我国获批上市的肿瘤创新药物数量不断增长，其中大部分是国内企业自主研发的靶向治疗、免疫治疗和细胞治疗产品，这极大满足了肿瘤患者的临床需求，改变了肿瘤治疗格局。

2024 年，随着"新质生产力"概念的诞生，由科技驱动、符合高质量发展理念的创新医药产业在我国得到进一步支持。同年，北京市医疗保障局、市卫生健康委等九部门联合出台《北京市支持创新医药高质量发展若干措施（2024）》，国务院常务会议审议通过《全链条支持创新药发展实施方案》，行业再次迎来高速发展的历史机遇。

在这样的背景下，全行业对知识和技能的需求愈加旺盛。医药创新不仅是一项系统性工程，涵盖从药物发现、临床研究、药物注册到上市等多个环节，也是一个多学科交叉领域，整合了基础学科、药物设计和生产、药理毒理研究、临床研究、伦理学、监管科学等多学科内容，具有系统性、多学科交叉的"创新医药学（Innovative Pharmaceutical Medicine）"概念应运而生。

创新医药学是临床医学下属的新兴二级学科，旨在"围绕医药创新所需的多维度知识和能力，培养具备跨学科的医药学创新型人才，推动医药创新科学评价体系的建设和应用，促进基础研究和应用研究的交叉融合和科研转化，最终满足社会对健康和医疗的需求"，学科内容涵盖了新药研发全生命周期的各个专业环节，包括基础创新转化医学、临床研究学（如新药开发方法学、研究执行方法学、数据统计分析方法学）、新药审评中的监管科学、卫生技术评估学（如卫生经济学评估、研究终点评估、用药标准评估）等多个分支。

创新医药学系列书籍将首先从"临床研究学"和"监管科学"分支领域入手，系统性解读临床研究的基本概念、试验设计的基本思路和方法、国内外药监部门如何对试验结果特别是争议数据进行审评等，以满足临床研究从业人员需求，培养高层次医药创新人才，加速推动中国创新医药发展及国际竞争力。《创新医药学新药开发系列》将立足"新药开发方法学"部分，专注于肿瘤创新药物临床开发"实战"中的策略制定、科学设计、风险管控和结果解读，通过实际案例以及包括临床、监管、药学、统计、运营、投资在内等多个领域的解读，帮助新药研发从业人员和医药卫生专业学生提升临床试验理解与技能。

为什么关注"未成功"研究？

肿瘤领域新药研发的蓬勃发展，造就了大批成功的新药临床试验，特别是在在过去的仿制药、me-too 药时代，我们站在"巨人的肩膀"上，几乎不可能出现"未成功"试验。但是，我们也要认识到，肿瘤新药开发的特点——药物机制创新性强、安全性和疗效不确定性大；随访周期长、数据量大、方案不依从风险高；临床实践更新迭代迅速等，使得临床研究开展的难度越来越大，"未成功"的风险越来越高。一些曾被寄予厚望的临床试验，却以失败告终，得到阴性结果——在创新药、first-in-class 药物时代，"未成功"才是肿瘤新药开发的"常态"。甚至可以说，"未成功"研究的经历，是制药行业走向成熟和强大的标志。我们膜拜"阳性"临床研究结果，更应当关注"阴性"临床研究的价值。

前车之覆，后车之鉴，与"成功"的临床试验相比，大量"未成功"的临床试验中蕴含着更多可挖掘的信息——"成功"的研究千篇一律，"未成功"研究则各有不同。但这样的临床试验却往往未得到应有的重视，鲜少被分析探讨。2023 年年初，中国医学科学院肿瘤医院 GCP 中心率先组织了针对 2022 年度肿瘤领域十大"未成功"临床试验的多学科研讨，从阴性结果出发，重点关注其中的药物机制、试验设计、运营管理和监管决策等问题，取得积极反响。在此次研讨的基础上，2024 年我们继续遴选了 2023 年度十项典型"未成功"临床试验案例，不再限于跨国企业开展的 Ⅲ 期确证性研究，涵盖了国内企业的临床试验以及 Ⅰ / Ⅱ 期探索性研究；对"未成功"的定义也有了延伸解读，不再限于阴性疗效结果，包括了因安全问题暂停、试验结果不支持产品后续开发等其他情况。

由于选题的多元化，本书中的案例解读角度也更加多元。10 个典型案例有 7 个是经典的确证性临床研究，突出关键词"差异化"——7 个案例涉及免疫新靶点、细胞疗法等创新产品，还包括国内企业自主研发新药和帕博利珠单抗联合仑伐替尼这样的"广谱"治疗方案，力求展现出"不一样的故事"。比如国产雄激素受体拮抗剂普克鲁胺治疗去势抵抗前列腺癌的 Ⅲ 期临床试验案例，重点关注同靶点药物"差异化"临床开发的考量；CD19 嵌合抗原 T 细胞疗法 Tisa-cel 用于复发难治 B 细胞淋巴瘤的 Ⅲ 期临床试验案例，探讨细胞产品临床开发中"差异化"的制备流程和输注方案设计对试验结果的影响；帕博利珠单抗联合仑伐替尼的"LEAP 系列"研究则详细分析了同一治疗组合在不同癌种临床研究产生"差异化"结果的深层原因。

　　除了确证性研究案例外，本书还纳入 3 个探索性研究案例，突出关键词"决策"和"安全"，讲述肿瘤创新药开发的"新故事"：TIGIT 单抗用于晚期肝细胞癌的 Ⅱ 期试验案例折射了探索性研究设计和结果与确证性研究"决策"的关系；白介素 -12 基因疗法 TAVO 用于晚期黑色素瘤的 Ⅱ 期试验案例聚焦于基因治疗成药机制和递送方法的"决策"考量；免疫激动抗体偶联药物 XMT-2056 的首次人体试验案例则着重分析新药早期研究不可忽视的"安全"问题。

　　正如开拓药业创始人童友之博士在接受我们采访时提到的："我愿意分享失败的经验来帮大家把临床试验做好！"研讨"未成功"研究结果，分享"未成功"研究经验，对于医药创新具有深远意义。从"未成功"洞见"成功"，以"未成功"促进"成功"，是本书带给行业的最重要礼物。

　　在此，感谢周辉、廖珊妹、沈志荣、戴鲁燕、江南、李宁、卢启应、王双、王舟翀、章真、秦刚、薛彤彤、何欣、邢晓雁、李威、吴海燕、潘鹏、张颖、王昊天、吴艳、王训强、李贲等人对本书的内容编写予以学术支持；感谢北京协和研究生教育改革项目"以问题为导向的创新医药临床研究方法学教材编写研究"课题对本书的出版予以经费支持。

目　录

第 1 章

克服耐药的创新疗法的临床开发考量

——免疫治疗用于 EGFR 靶向治疗失败的非小细胞肺癌的 Ⅲ 期临床试验（KEYNOTE-789）

引言

对于存在表皮生长因子受体（Epidermal Growth Factor Receptor，EGFR）敏感突变的晚期非小细胞肺癌（Non-Small Cell Lung Cancer，NSCLC）患者而言，EGFR 酪氨酸激酶抑制剂（Tyrosine Kinase Inhibitor，TKI）是毫无疑问的一线治疗方案。然而耐药是近乎必然的临床结局，TKI 耐药后的有效治疗方案一直是临床上悬而未决的难题。目前标准的二线治疗仍然是采用含铂方案的化疗。免疫检查点抑制剂在驱动基因阴性的非小细胞肺癌中有着坚不可摧的治疗地位，面临着如此巨大的未满足临床需求，尽管间断有研究数据提示免疫药物在具有明确驱动因素的患者中可能疗效不佳，包含免疫治疗的药物组合仍然是众多研究的尝试方向。

2023 年的 ASCO 会议上，默沙东公开了 KEYNOTE-789 研究的最终结果。该试验招募了 EGFR 敏感突变（19 号外显子缺失或 21 号外显子 L858R 突变）的 Ⅳ 期非鳞 NSCLC 患者，这些患者在接受第一代或第二代 EGFR TKI 治疗后出现进展，但未出现 T790M 突变；或在接受第一代或第二代 EGFR TKI 治疗后出现 T790M 突变，且奥希替尼治疗失败。共有 492 名患者被随机分配至帕博利珠单抗 + 化疗组（$n=245$）或安慰剂 + 化疗组（$n=247$）。该研究采取了无进展生存期 PFS 和总生存期 OS 双终点设计，中位随访 42.0 个月后，两组的 PFS 分别为 5.6 个月和 5.5 个月

（*HR*=0.80，95% *CI*［0.65，0.97］；*P* = 0.0122），OS 分别为 15.9 个月和 14.7 个月（*HR*=0.84，95% *CI*［0.69，1.02］；*P* = 0.0362）。在两个主要终点中 *P* 值均未达到预定的有效界限。

在 PD-L1 > 1% 的亚组患者中，帕博利珠单抗联合化疗的生存获益有增加的趋势，但依旧不具有统计学意义。与安慰剂相比，试验组中免疫相关不良事件（Immune-Related Adverse Events，irAEs）和输液反应发生率更高，43.7% 的试验组患者和 38.6% 的对照组患者发生了 ≥ 3 级的治疗相关不良事件。

总之，KEYNOTE-789 研究结果表明，在 EGFR-TKI 耐药的晚期非鳞状 NSCLC 患者中，与安慰剂 + 化疗组相比，在化疗基础上加用帕博利珠单抗不能显著延长 PFS 和 OS。见图 1.1。

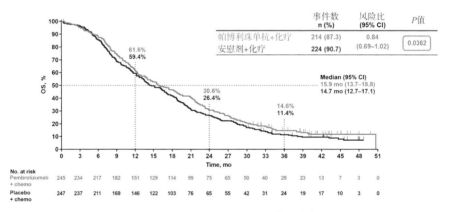

图 1.1 KEYNOTE-789 主要终点生存曲线

1 回溯研究的背景

1.1 疾病背景

EGFR 是非小细胞肺癌的重要驱动基因。在美国约有 15% 的非小细胞肺癌患者被认为存在 EGFR 突变，而在亚洲人群中，EGFR 突变的发生率明显更高，可达 45% ~ 55%。

具有特定 EGFR 突变（如 19 号外显子缺失或 21 号外显子 L858R 突变）的 NSCLC 患者对 EGFR-TKI 极其敏感。NCCN 指南建议对于存在 EGFR

驱动突变的转移性 NSCLC 患者，应将 EGFR TKI 用作初始治疗。

然而，几乎所有起初 EGFR TKI 有效的患者最终都会出现疾病进展（图 1.2）。获得性耐药的原因尚不完全清楚，可能的机制包括 EGFR 依赖性和 EGFR 非依赖性。EGFR 依赖性的耐药机制包括以 C797S 为代表的 EGFR 三级突变，一代、二代 TKI 也许能克服奥希替尼引发的 C797S 获得性耐药，但是目前临床证据只局限于一些病例报告，还未有临床试验证实。四代 EGFR TKI 正在如火如荼的研发进程中，有望在 EGFR 突变非小细胞肺癌的一线治疗中带来更好的临床获益。

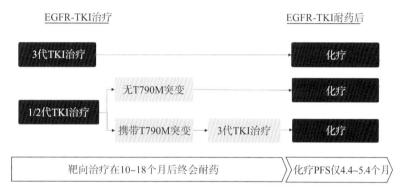

图 1.2 EGFR 敏感突变晚期 NSCLC 治疗现状

EGFR 非依赖性的耐药机制主要是其他通路的激活。间质上皮转化因子（Mesenchymal-epithelial Transition Factor，MET）扩增是 EGFR-TKI 获得性耐药最常见的机制之一，使用奥希替尼后 MET 扩增的发生率约 15%，因此联合 MET 抑制剂可能是一个潜在克服耐药的方案。EGFR-TKI 获得性耐药的其他机制包括 RAS/RAF/MEK/ERK 信号通路上调，HER2 扩增，PI3K 通路激活等。

目前正在探索不同的策略来克服或延缓表皮 EGFR 的耐药性。其中一种方法是加强初始治疗，FLAURA2 研究将第三代 EGFR-TKI 与化疗联合应用于一线治疗，与单用奥希替尼相比，中位 PFS 可显著延长约 9 个月，患者疾病进展或死亡风险下降 38%。MARIPOSA 研究将第三代 EGFR-TKI 和 EGFR-MET 双特异性抗体联合用于一线治疗，相对于单用奥希替尼组，联合用药组显示了 30% 的疾病进展或死亡风险降低，提供了临床意义上的 PFS 改善，并显示出有利的 OS 趋势。这两项研究的结果提示一线联合用药能够获得 PFS 上的显著改善，从而有可能防止或延缓耐药，然而后线的治疗选择和患者的治疗负担也是随之而来的问题。

另一种方法是直接针对耐药机制，包括针对任何已知的潜在耐药机制（例如，如果患者出现 C797S 突变，从而对奥希替尼产生耐药，则可选择第四代 EGFR-TKI），或采用更广谱的加强治疗〔例如化疗、抗体偶联药物（Antibody Drug Conjugate，ADC）、化疗联合免疫疗法、并在此基础上联合或不联合血管内皮生长因子（Vascular Endothelial Gronwth Factor，VEGF）抑制剂等〕。其中，以化疗和免疫治疗为基石，联合或不联合抗血管靶向治疗的方案得到了众多研究者的关注。本章节所讨论的 KEYNOTE-789 即为其中的重磅研究之一。

1.2　药物研发历程

Pembrolizumab，帕博利珠单抗，商品名 Keytruda，是一种人源化单克隆抗体，它属于免疫检查点抑制剂类药物，专门针对 T 细胞上的程序性细胞死亡蛋白 1（programmed cell death protein 1，PD-1）受体。该药物已在全球范围内被批准用于治疗数十项适应证，有数百项临床试验在紧锣密鼓的开展中。

早期研究：免疫检查点抑制剂的概念源于基础免疫学的发现，PD-1 主要限制慢性炎症、感染或癌症中的 T 细胞活性，从而限制自身免疫。研究发现，癌细胞可以通过免疫检查点通路（包括 PD-1 通路）来躲避免疫系统的监视。

临床前研究：最初的临床前研究证明了 PD-1 抑制剂在增强针对肿瘤的免疫反应方面的潜力。帕博利珠单抗在动物模型中表现出了良好的效果。

Ⅰ期临床试验：帕博利珠单抗的首次人体试验开始评估其在晚期实体瘤患者中的安全性和剂量，初步确立了该药的使用方法和剂量，奠定了其生物标志物 PD-L1 的检测方法和阈值水平，同时也探索了 PD-L1 表达对免疫治疗的预测价值。

Ⅱ期和Ⅲ期临床试验：随后的众多临床试验侧重于评估帕博利珠单抗对黑色素瘤、非小细胞肺癌等特定瘤种的疗效。结果显示，该药对部分患者具有明显的抗肿瘤活性和持久的疗效。

FDA 批准：2014 年，美国食品和药物管理局（Food and Drug

Administration，FDA）加速批准帕博利珠单抗用于治疗晚期黑色素瘤。这标志着癌症治疗的一个转折点，免疫疗法逐渐在众多适应证中占据了基石的治疗地位。

扩大适应证：多年来，帕博利珠单抗的适应证已扩展到多种肿瘤，如头颈癌、霍奇金淋巴瘤以及具有特定遗传特征的某些类型的晚期实体瘤。

正在进行的研究：对帕博利珠单抗的研究仍在继续，包括探索联合疗法、挖掘选择响应患者的生物标志物以及探究克服耐药性的策略。该药物仍处于癌症免疫疗法研究的前沿。

总之，帕博利珠单抗的发展历程体现了肿瘤治疗向个性化和免疫疗法的转变。帕博利珠在临床试验中取得的成功和多个适应证的获批，使其成为治疗某些癌症的基石，为全球患者带来了新的希望。

1.3 药物作用机制

免疫治疗检查点抑制剂抗 PD-1/PD-L1 治疗在 EGFR 突变的 NSCLC 中并未能够取得令人振奋的疗效。免疫抑制性肿瘤微环境（Tumor Microenvironment，TME）、肿瘤突变负荷（Tumor Mutation Burden，TMB）、内在免疫逃逸机制和驱动突变共存是导致免疫反应低下的可能原因。

肿瘤微环境是支持肿瘤生长的复杂系统，包括肿瘤细胞、免疫细胞、基质、成纤维细胞、细胞因子等。EGFR 突变的 NSCLC 通常表现出免疫学上的"冷"肿瘤微环境，其特征是较低的 T 细胞浸润水平和免疫细胞活性。肿瘤微环境可能受到多种因素的影响，包括肿瘤浸润淋巴细胞减少、免疫抑制细胞群（如调节性 T 细胞和髓源性抑制细胞）增多、缺乏促炎细胞因子等。EGFR 突变的 NSCLC 患者通常具有独特的人口学特征，包括较高比例的不吸烟者和亚洲人群，这些因素可能会影响肿瘤微环境和免疫反应。

免疫疗法，尤其是免疫检查点抑制剂，依赖于活化 T 细胞对肿瘤特异性新抗原的识别。TMB 代表肿瘤中基因突变的数量，通常与免疫疗法的高应答率相关。然而，EGFR 突变本身具有较强的驱动性，致使 EGFR 突变阳性的 NSCLC 通常表现出较低的 TMB，可供免疫识别和激活的新抗原较少，从而降低了对免疫介导反应的响应。

EGFR 突变的 NSCLC 细胞还可能存在获得逃避免疫监视的内在机制。EGFR 信号通路的激活可导致免疫检查点蛋白（如 PD-L1）的上调，或主要组织相容性复合体分子的下调，而主要组织相容性复合体分子对 T 细胞的识别至关重要。这些改变会降低肿瘤在免疫系统中的可识别性，使其不易受到免疫攻击。

在 EGFR 突变的 NSCLC 患者中，其他致癌驱动基因突变可能并存。例如可能存在 KRAS 或 BRAF 等基因的突变。这些并发突变可激活其他致癌信号通路，进一步推动肿瘤生长和存活，并可能使肿瘤对免疫疗法的反应性降低。

虽然 EGFR 突变的 NSCLC 对免疫疗法的反应率整体较低，某些亚组人群或许可能从中获益。有研究报道 EGFR 突变并且同时携带特定基因改变的患者，如 PD-L1 扩增、STK11/LKB1 突变或 KEAP1/NRF2 突变，可能会使肿瘤对免疫疗法敏感，从而通过免疫治疗取得临床获益。尽管 EGFR 突变的 NSCLC 通常表现出较低的 TMB，但一小部分患者可能同时存在较高的突变负荷，产生可引起免疫反应的新抗原的可能性更高，对免疫疗法产生反应的机会更大。另外，在此临床研究中，有越来越多的研究纳入了 VEGF 抑制剂。VEGF 主要由基质细胞或肿瘤细胞释放，促进血管生成并吸引免疫抑制细胞，VEGF 靶向药物的加入可以促使血管正常化并重塑免疫微环境，改善免疫抑制，从而诱导更多的效应性免疫细胞的浸润和活化，与免疫治疗产生一定的协同作用。

1.4 同类产品研究概况

尽管以 PD-1/PD-L1 轴为靶点的免疫检查点抑制剂极大程度上改变了晚期 NSCLC 的治疗模式，但这些药物对 EGFR 突变 NSCLC 患者的临床获益尚未得到有力的证实。故事的最初要从 KEYNOTE-001 说起。在该 Ⅰ 期研究中，有 4 例 EGFR 突变 NSCLC 患者在使用帕博利珠单抗之前未接受过 EGFR-TKI 治疗，客观反应率（ORR）高达 50%，中位 PFS 长达 157.5 天，而另外 26 例 EGFR 突变患者在使用帕博利珠单抗之前接受过 TKI 治疗，ORR 仅为 4%，中位 PFS 为 56.0 天。尽管这只是一个基于极小量样本的发现，却为随后的一项 Ⅱ 期试验（NCT02879994）奠定了基础。

该 Ⅱ 期临床试验旨在评估以下假设：对于携带 EGFR 突变且 PD-L1 阳性（≥1%）的晚期 NSCLC 患者，在 EGFR TKI 治疗前使用帕博利珠单抗将优于目前在 EGFR TKI 治疗失败后使用 PD-1 抑制剂的策略。在入组了 11 名受试者时，发现其中有 1 名患者对免疫治疗产生了应答，然而在经过 10 个周期的治疗后，对其原始肿瘤标本进行的重复分析未能发现最初确定的 EGFR 突变。也就是说，在接受试验的 10 名 EGFR 突变患者中，ORR 为 0%，甚至出现了 1 例与肺炎相关的死亡，不除外与免疫治疗相关。先靶向后免疫的顺序通过该研究得到了进一步的认同。

随后在晚期一线的免疫单药治疗研究中，研究者们心照不宣地发现在 EGFR 突变、TKI 耐药的患者中，无论是使用哪一种检查点抑制剂，均未能取得临床获益。那么免疫治疗与化疗等其他治疗手段的联合能否增效呢？

CheckMate 722 研究结果表明在化疗的基础上加用纳武利尤单抗（nivolumab）并未显示出实质性获益。在 EGFR 突变 TKI 耐药后的人群中，纳武利尤单抗 + 化疗组的中位 PFS 为 5.6 个月，而单用化疗组为 5.4 个月，HR 为 0.72（95% CI [0.54 ~ 0.97]）。但值得注意的是，由于 COVID-19 大流行导致该研究入组困难，因此样本量被迫减少，使得检验效能大大降低。有鉴于此，KEYNOTE-789 试验的结果倍受期待。

在化疗联合免疫治疗的基础上，IMpower 150 研究对于进一步联合抗血管生成药物开创了先例。该研究纳入了 1202 例进展期 NSCLC 患者，旨在探索阿替利珠单抗（A）联合贝伐珠单抗（B）及卡铂（C）和紫杉醇（P）一线治疗晚期非鳞 NSCLC 的最优方案。患者随机分配至 ACP、ABCP 和 BCP 3 组。无心插柳柳成荫，在其中的小样本量亚组 EGFR 阳性人群（124/1202）中，阿替利珠单抗 + 贝伐珠单抗 + 卡铂 + 紫杉醇（ABCP）（$n=34$）的 OS 尚未达到，而贝伐珠单抗 + 卡铂 + 紫杉醇（BCP，$n=45$）的 OS 为 18.7 个月（$HR=0.61$ [95% CI 0.29 ~ NE]）。然而，这仅仅是该研究的一个未预设亚组的探索性分析，不具有统计学上检验效力，应该谨慎解释研究结果。但不可否认的是，该研究开拓了多药联用的新思路。

我国的 ORIENT-31 Ⅲ 期试验进一步报道了积极的结果（图 1.3）。在该研究中，接受 EGFR TKI 治疗进展后的 NSCLC 患者被随机分配至 3 个治疗组：信迪利单抗 +IBI305（贝伐珠单抗生物仿制药）+ 化疗、信迪利单抗 + 化疗、单用化疗。与单纯化疗相比，信迪利单抗 +IBI305+ 化疗可显著改善 PFS（$HR=$ 0.51 [0.39 ~ 0.4]；$P < 0.0001$），两组的中位

OS 为 21.1 个月和 19.2 个月（*HR*=0.98［0.72 ～ 1.34］）。信迪利单抗 + 化疗和单用化疗两组之间的对比数据尚未成熟。这是第一个在 EGFR 突变 NSCLC 患者中使用免疫治疗带来显著生存获益的前瞻性临床研究，信迪利单抗也因此成为了全球范围内第一个正式获批的用于该临床情境的免疫检查点抑制剂。

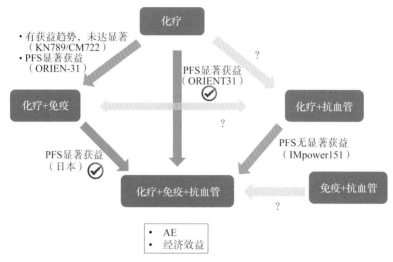

图 1.3　EGFR 突变晚期 NSCLC 免疫相关治疗结果小结

如何解读各大研究似乎互相矛盾的结果呢？

①基于上述的种种 EGFR 突变与免疫治疗"八字不合"的机制，这部分人群从 PD-1/PD-L1 治疗中的获益受限。取得疗效上的突破首先可能需要克服肿瘤微环境等方面存在的耐药机制。

②各项研究采取的方案设计存在的差异，具体体现在人群、联合药物、对照组设置、研究终点设置等方面（表 1.1）。因此在对各项研究的横向对比和解读上需要格外慎重。

③可能尚未找到能够准确界定从免疫联合治疗中获益的特定人群的方法。从以上研究公布的亚组分析结果中，我们试图归纳是否存在已知的界定方法（表 1.2），发现在 T790M 突变阴性、前线仅接受过一线 EGFR TKI 治疗的这部分人群中，免疫联合治疗似有更显著的获益趋势。然而，随着驱动基因阳性的这部分人群一线治疗的不断拓展和加码，该发现能够推演至真实的临床场景中，依然值得商榷。

表 1.1　晚期 EGFR 突变 NSCLC 免疫联合治疗 Ⅲ 期临床试验

研究	起始时间	样本量	分期	人群	治疗方案	对照	ORR	mPFS	mOS
KN-789（K 药）	2018-06	492	Ⅲ	TKI 耐药；EGFR 非鳞	K 药＋培美/铂类	培美/铂	29% vs. 27.1%	5.6 vs. 5.5 HR=0.8（0.65~0.97）	15.9 vs. 14.7 HR=0.94（0.69~1.92）
CM-722（O 药）	2017-03	294	Ⅲ	TKI 耐药；EGFR 非鳞	O 药＋chemo	chemo	31% vs. 27%	5.6 vs. 5.4 HR=0.72（0.56~1）	19.4 vs. 15.9 HR=0.82（0.61~1.1）
ORIENT-31（信迪利单抗）	2019-03	476	Ⅲ	TKI 耐药；EGFR 非鳞	信迪利＋IBI350＋培美/顺铂	培美/顺铂	43.9% vs. 25.2%	7.2 vs. 4.3 HR=0.46	21.1 vs. 19.2 HR=0.98（0.72~1.34）
					信迪利＋培美/顺铂	培美/顺铂	33% vs. 25.2%	5.5 vs. 4.3 HR=0.72（0.55~0.94）	20.5 vs. 19.2 HR=0.97（0.71~1.32）
IMpower-151（T 药）	2020-04	163/305	Ⅲ	（化疗）一线非鳞；部分 EGFR	阿替利珠＋贝伐珠单抗＋化疗	贝伐珠单抗＋抗＋化疗	—	8.5 vs. 8.3 HR=0.86（0.61~1.21）	—
jRCT2080224500（T 药）	2019-01	124/411	Ⅲ	（化疗）一线非鳞；部分 EGFR/ALK	阿替利珠＋贝伐珠单抗＋培美/卡铂	阿替利珠＋培美卡铂	—	9.7 vs. 5.8 HR=0.67（0.46~0.98）	31.4 vs. 20.5 HR=0.63（0.38~1.03）

表 1.2 免疫联合治疗获益的亚组人群探索

项目	KN789 免 + 化 vs. 化	KN789 HR (OS)	ORIENT31 免 + 化 vs. 化	ORIENT31 HR (PFS)	IMpower151 免 + 靶 + 化 vs. 靶 + 化	IMpower151 HR (PFS)（ITT 包括 EGFR/ALK WT)
年龄 < 65	—	< 65: 0.91 ≥ 65: 0.84	71.5% vs. 75%	< 65: 0.72 ≥ 65: 0.69	65.8% vs. 64.1%	< 65: 1.03 ≥ 65: 0.59
ECOG=0	29% vs. 37.2%	0: 0.93 1: 0.81	14% vs. 16%	0: 0.62 1: 0.72	17.8% vs. 20.3%	0: 0.85 1: 0.84
脑转移	20.8% vs. 19%	—	36.7% vs. 36.9%	有: 0.84 无: 0.64	8.6% vs. 13.1%	有: 0.74 无: 0.87
T790M	—	阳性: 0.93 阴性: 0.86	25.3% vs. 25%	阳性: 1.1 阴性: 0.59	17.1% vs. 10.1%	—
吸烟	34.3% vs. 33.6%	是: 0.97 否: 0.82	31% vs. 28.8%	是: 0.89 否: 0.66	46% vs. 51%	是: 0.61(former)/1.07(current) 否: 1.16
既往 EGFR-TKI 线数 =1	63.6% vs. 64.4%	一线: 0.85, 0.91（奥希） 二线: 0.91	74.7% vs. 75%	一线: 0.57 二线: 1.3	46.8% vs. 53%	一线: 0.77 二线: 1.09
EGFR 突变类型	19del: 56.7% vs. 57.5% L858R: 42% vs. 41.3%	19del: 0.82 L858R: 0.94	19del: 53.8% vs. 55% L858R: 39.2% vs. 38.1%	19del: 1.04 L858R: 0.47	19del: 63.3% vs. 58.2% L858R: 32.9% vs. 39.2%	19del: 0.98 L858R: 0.74
PD-L1	21.2% vs. 20.6%	≥ 50%: 0.84 1-49%: 0.85 < 1%: 0.91	—	—		
TPS ≥ 50%					30.3% vs. 30.1%	≥ 50%: 0.9 < 50%: 0.83

2　案例解析和对未来新药开发的启示

Q：目前临床上 EGFR 突变肺癌 TKI 耐药后是什么样的治疗策略？

卓明磊：EGFR 突变非小细胞肺癌患者在东亚地区比例较高，存在较大临床需求。临床指南主张这部分人群 TKI 耐药后再次进行活检，根据基因检测结果指导治疗。目前对于耐药机制有一部分认知，例如 c-MET 扩增、C797S 突变、旁路激活、组织学类型转化等。因此对于三代 TKI 耐药后的人群，临床上采取的是基于分子特征的个性化治疗。但是存在可靶向耐药机制的这部分人群整体占比不足 50%，仍有大量的患者缺乏有效的治疗。这种情况下以含铂化疗为基础、联合靶向和 / 或免疫的治疗方案就成为了重要选择。

Q：KEYNOTE-789 的 PFS 和 OS 这 2 个终点，单看 P 值都小于 0.05，为什么还是统计学上不显著？

廖珊妹：在这些研究中，KEYNOTE-789 是唯一一个设置了 2 个主要终点的研究，在研究设计上相对更为严格，也体现了对研究结果更高的期待，可能与监管的要求有关。不仅如此，将单边 0.025 的 α 平均分配给 PFS 和 OS 2 个终点，以及 HR 的预设值均充分体现了该研究对结果的信心。虽然 2 个主要终点的检验 P 值分别小于 0.05，但基于它的统计学假设，最终 2 个主要终点都没有能够达到显著差异。"马后炮"来说，如果这个研究设计成序贯的检验可能更保险，至少保证 PFS 这个主要终点能够达到。从另一个角度而言，该研究结果中 HR 接近 1，即使统计学检验显著，试验组治疗方案所带来的临床价值可能也是有限的。此外，后线治疗对 OS 不可避免会产生影响，该研究允许交叉的设计也会影响到对最终结果的解读。

Q：从申办方的角度，是否采用多终点设计是如何决策的？

周辉：整体而言终点的选取主要依据监管的要求，例如肿瘤的后线治疗往往以 OS 为主要终点。对于共同终点的设计确实需要有更多的考量，是使用 PFS 获得更稳健的结果，还是使用 OS 追求更确证的获益？更多时候是需要具体情况具体分析，根据每个案例的不同情况而定。

Q：KEYNOTE-789、ORIENT-31 等研究的结果是否影响临床决策？

卓明磊：不同临床研究的横向对比需要非常谨慎。阳性的结果相对于阴性的结果往往是更容易被接受的，尽管 K 药联合组的 PFS 接近显著错失主要终点，临床上仍然更倾向于优先选择阳性的、获批适应证的结果。即使是抛开经济等因素的影响，从 KEYNOTE-789 的结果来看，PFS 实际获益只有 0.1 个月，可以认为不足以达成临床获益，因此某种程度上不足以说服临床医生在诊治过程中常规采用该试验组方案。类似的案例包括西妥昔单抗联合化疗一线治疗晚期 NSCLC 的研究，虽然统计学上是阳性结果，实 OS 数值上获益只有约 1 个月，在临床上并没有被认可。

Q：ORIENT-31 是首个证实了免疫联合治疗给 EGFR-TKI 治疗后获益的前瞻性研究，可否分享下这个研究设计的初衷？

周辉：ORIENT-31 研究是受到 IMpower150 的启发，后者通过回顾性分析看到了免疫治疗的疗效，因此希望进一步通过前瞻性的研究，以期重复出阳性结果。对照组采用的是含铂化疗的标准方案，试验组分别设置了四药和三药，既探索了免疫治疗的作用，也保留了抗血管生成治疗。中国作为 EGFR 突变的主要人群，希望可以在该领域贡献中国的数据和力量。

Q：三臂的试验设计对研究结果有什么影响吗？有何优劣？

周辉：在 ORIENT-31 研究中，3 组之间的比较（A 对比 C、B 对比 C、A 对比 B）的检验都是预设的并且与监管达成一致的。因此基于这样的设计，通过疗效上的获益，结合良好的安全性数据、生活质量的提升，整体给出了一个较为确切的答案。

廖珊妹：三臂设计中往往先检验相对来说更保险的"王炸"组，再检验中间组，Ⅰ类错误可以实现有效的传递，因此统计学上的损耗是有限的。不过样本量的上升是不可避免的一个问题。ORIENT-31 的设计体现了 A 组与 B 组之间的差异的信心，是一个大胆巧妙的方案。

Q：ORIENT-31 的结果会对临床选择产生什么样的影响？

卓明磊：单从数据上看，超豪华方案疗效优于单药，也优于双药。在患者体力允许的情况下四药可能是最好的选择。但实际情况中我们需要考虑"性价比"：四药的"成本"（经济 + 体力）换取 PFS 的延长是否值得？从临床医生的角度看，可能更倾向于序贯路线，比如先化疗 + 靶向，后免疫，或者反之。OS 上与四药联合是否存在区别也尚未可知。

李宁：选择序贯还是联合最终是由潜在的科学机理决定的。不同用药方式 OS 是否有区别? 带来的临床获益是否不同? 这些问题很值得也很适合临床医生关注。如何更好地应用好药,医生们可以通过上市后研究或者研究者发起的研究(Investigator Initiated Trial,IIT)去探讨。

Q: 请用一句话总结从本次所讨论的"失败"研究中的启示。

卓明磊: 尽管 KEYNOTE-789 没有达到主要终点,仍然给我们带来了很多启示。EGFR 突变人群本身存在较大的异质性,例如携带多种突变从而造成免疫微环境的差异。因此我们需要寻找哪些人群能够从免疫治疗中获益,尤其是长期的获益。从这个角度讲,KEYNOTE-789 研究并不完全是"失败"的,带给了我们很多有用的信息。

廖珊妹: 正是因为有 KEYNOTE-789 的勇敢设计,启发了后续有更大信心的研究的开展。我们应该要认真对待每一个研究的数据,不论样本量大或是小,同道之间相互铺路,共同为抗肿瘤研究的漫漫长路铺垫和积累。

周辉: 双终点的设计是双刃剑。感谢 KEYNOTE 系列"有钱任性"的研究,丰富了全球 3 期临床试验的研究数据库,给后来者提供参考,开拓眼界。希望中国将来也能够承担起这样的角色。

第 2 章

探索性研究结果对新药开发决策的影响

——TIGIT 单抗用于晚期肝细胞癌一线治疗的 Ⅱ 期临床试验

引言

2023 年 ASCO 和 ESMO 两个国际会议分别汇报了两项 TIGIT 肝癌一线治疗的小规模 Ⅱ 期随机对照临床研究，AdvanTIG-206 和 MORPHEUS-Liver 研究。他们有着相似的研究设计，在 PD-1/PD-L1 抑制剂联合抗血管靶向治疗的基础上添加 TIGIT 单抗，却得到了相反的结果：MORPHEUS-Liver 研究提示在阿替利珠单抗 + 贝伐珠单抗的基础上联用 Tiragolumab，可以提高 ORR 和 PFS，而不增加严重不良反应的比例；而 AdvanTIG-206 研究却未见生存获益，且欧司珀利单抗呈现出更高的不良反应率。

1 回溯研究的背景

1.1 疾病背景

肝细胞癌（Hepatocellular Carcinoma, HCC）是全球范围内最常见的原发性肝癌类型，占所有病例的 75% ~ 85%，2020 年全球新增病例约为 90 万例。HCC 常发生于慢性肝病患者中，与慢性肝炎病毒感染（尤其是乙型和丙型肝炎）、酒精性肝病、非酒精性脂肪性肝病以及遗传性代谢性疾病有关。

对于因基础肝病或肿瘤肝外扩散而不适合手术切除、肝移植或肝脏针对性治疗的患者，或对于接受局部治疗后病情进展的肝细胞癌患者（uHCC），若体能状态及肝功能良好，系统性治疗是标准疗法。对于

uHCC 而言，化疗效果相对较差，但新型免疫疗法和分子靶向疗法的问世显著改善了患者的生存，且有着良好的耐受性。基于 IMbrave150 研究（NCT04102098），阿替利珠单抗 + 贝伐珠单抗已成为 uHCC 的一线标准治疗之一。除此之外，tremelimumab+ 度伐利尤单抗，信迪利单抗 + 贝伐珠单抗，卡瑞利珠单抗 + 阿帕替尼也是已获欧美或我国监管批准的 uHCC 的标准一线治疗选择。

PD-1/PD-L1 单抗联合贝伐珠单抗的联合治疗方案严重不良反应发生率较低，具有联合其他药物的潜力。

1.2　药物作用机制

免疫监视在防止肿瘤进展和转移中扮演着关键角色，然而，肿瘤能够利用多种途径抑制并逃避宿主的免疫系统，其中上调免疫检查点受体，是肿瘤逃逸抗肿瘤免疫反应的主要机制之一。作为应用广泛的免疫治疗疗法，针对 PD-1/PD-L1 的单克隆抗体在多种肿瘤类型的治疗中取得了临床获益，并且具有良好的安全性。然而，对于许多患者而言，仅使用 PD-1/PD-L1 抑制剂不足以克服肿瘤的免疫逃逸机制。回顾性横断面研究估计，仅有 13% ~ 30% 的实体瘤患者在单一免疫检查点抑制剂治疗后可以实现客观缓解。

具有免疫球蛋白和 ITIM 结构域的 T 细胞免疫受体（Tcell immune receptor with Ig and ITIM domains, TIGIT，又称 WUCAM，Vstm3，VSIG9）是一种新型的共抑制性受体和免疫检查点，表达在激活的 T 细胞、自然杀伤（Natural Killer，NK）细胞和调节性 T（Regulatory T，Treg）细胞上，并与包括 HCC 在内的多种癌症有关。TIGIT 的主要配体 CD155（又称脊髓灰质炎病毒受体，PVR、Necl5 或 Tage4）是 TIGIT 的高亲和力配体，由肿瘤细胞和抗原呈递细胞表达。TIGIT 还可与亲和力较弱的配体 CD112（又称 PVRL2 或 nectin 2）结合，后者亦在许多肿瘤细胞上过度表达。TIGIT 的抑制作用可抵消免疫共刺激分子 CD226 的免疫激活作用，导致 T 细胞和 NK 细胞中的抑制性信号传导，并通过促进 Treg 细胞的免疫抑制功能，抑制多种免疫细胞。

基础研究显示，TIGIT/CD226 通路和 PD-1/PD-L1 通路存在相互作用：当 PD-L1 激活时，PD-1 的细胞内结构域通过招募 Shp2 导致 CD226 去磷酸化，从而抑制 CD226 的免疫激活功能；而 TIGIT 与 CD155 的亲和力（解离常数 1 ~ 3 nM）高于 CD226 与 CD155 的亲和力（解离常数 119 nM），因此可通过其细胞外结构域竞争性拮抗并阻断 CD226 得同源二聚化，抑制 CD226 的免疫激活功能。这些研究结果提示，TIGIT 和 PD-1 抑制剂的联合使用，可能具有免疫增效的作用。

欧司珀利单抗（ociperlimab，BGB-A1217）是百济神州研发的一种新型人源化 TIGIT 单克隆抗体（mAb），能以高亲和力（K_D=0.135 nM）和特异性与 TIGIT 结合。欧司珀利单抗具有完整 Fc 结合区域，能有效结合补体成分 C1q 和所有 Fcγ 受体，同时诱导抗体依赖性细胞毒性（Antibody Dependent Cell-mediated Cytotoxicity，ADCC）。临床前研究显示，欧司珀利单抗单药可通过多种机制促进体内和体外的免疫激活，包括：①促进 T 细胞和 NK 细胞恢复杀伤能力。②通过 ADCC/ADCP 消耗 Treg 细胞。③通过 TIGIT 结合和 FcγR 交联激活 NK 细胞。④通过 FcγR 交联激活髓系细胞。⑤从 T 细胞和 NK 细胞表面移除 TIGIT 分子，见图 2.1。

Ociperlimab: 人源化的TIGIT单抗

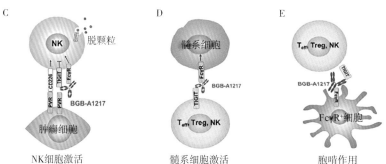

图 2.1　体内和体外免疫激活机制

1.3　药物研发进程

AdvanTIG-105 是一项开放标签、多中心的 I / I b 期临床试验，评估了欧司珀利单抗联合替雷利珠单抗在不可切除的局部晚期或转移性实体瘤患者中的安全性、耐受性、药代动力学特征和初步抗肿瘤活性，研究包含 3 个部分：剂量递增、剂量确认和剂量扩展。在剂量递增阶段，欧司珀利单抗给药剂量范围从 50 mg 至 1800 mg，每 3 周 1 次（Q3W），其中 50 mg 剂量组有 1 名患者，150 mg 剂量组有 3 名患者，450 mg 剂量组有 6 名患者，900 mg 剂量组有 16 名患者，1800 mg 剂量组有 6 名患者。

疗效方面，最佳评效为部分缓解（PR）和病情稳定（SD）的患者分别占 10.0%（3 例）和 40.0%。实现客观缓解的患者包括：450 mg 剂量组中的一名患有胃癌 / 胃食管交界癌的患者，900 mg 剂量组中的一名患有胸膜间皮瘤的患者，以及 1800 mg 剂量组中的 1 名患有胸膜间皮瘤的患者。安全性方面，68.8% 的患者出现了治疗相关不良事件。1 例患者因结肠炎导致了治疗没有报告剂量限制性毒性（Dose Limiting Toxicity，DLT），也没有治疗后不良事件（Treatment Emergent Adverse Events，TEAEs）或治疗相关不良事件（Treatment Related Adverse Events，TRAEs）导致死亡的情况，因为研究未达到最大耐受剂量（MTD）。

在与安全监测委员会讨论后，申办方确定了 900 mg 欧司珀利单抗 + 200 mg 替雷利珠单抗，每 3 周 1 次作为推荐的 II 期剂量（RP2D）。确定 900 mg 作为 RP2D 主要基于以下考虑：在高达 1800 mg 的剂量范围内，没有观察到 DLT；在 450 mg、900 mg 和 1800 mg 剂量组中，各有 1 名患者达到了部分缓解；450 ~ 1800 mg 的 DCR 近似；所有达到部分缓解的 3 名患者中，欧司珀利单抗的药代动力学暴露量与在 900 mg 剂量水平下观察到的暴露量一致。

1.4　同类产品研究概况

目前，已有超过 100 种 TIGIT 单抗正在研发中，其中数十种已进入临床试验阶段，适应证涵盖非小细胞肺癌、小细胞肺癌、肝癌、食管癌等适应证。

肺癌目前是 TIGIT 靶点研发进度最快的适应证，已有两项大型 III 期临床试验披露了相关数据。其中 Tiragolumab 联合阿替利珠单抗治疗广泛期小细胞肺癌的 SKYSCRAPER-02 研究未达到临床终点，而 Tiragolumab

联合阿替利珠单抗治疗 PD-L1 阳性的局部晚期或转移性非小细胞肺癌患者的 SKYSCRAPER-01 研究，第一次中期分析数据显示研究未达到无进展生存期（PFS）主要终点，而另一个主要终点 OS 数据尚未成熟，第二次中期分析数据显示 OS 呈现获益趋势。

Tiragolumab 是罗氏研发的一种人源化抗 TIGIT 单克隆抗体，具有完整 Fc 区域，能够阻止 TIGIT 与 CD155 的结合。动物研究提示，当与其它免疫疗法如 PD-L1 抑制剂阿替利珠单抗联合使用时，可能达到联用增效的目的。在小鼠肿瘤模型中，同时抑制 TIGIT/CD155 和 PD-L1/PD-1 通路比单独阻断单一通路显示出更好的抗肿瘤活性。同时抑制两条通路还能增加从非小细胞肺癌或黑色素瘤患者体内提取的 CD8+ 肿瘤浸润淋巴细胞（Tumor Infiltrating Lymphocytes，TILs）的增殖、细胞因子产生及抗肿瘤活性。动物毒理方面，在食蟹猴中，Tiragolumab 也显示出良好的耐受性。

GO30103 是一项开放标签、首次应用于人体的Ⅰa/Ⅰb 期剂量递增和剂量扩展的单臂研究，该试验在 6 个国家（澳大利亚、加拿大、法国、韩国、西班牙和美国）的 13 个研究中心进行，共纳入 73 名患者。研究的Ⅰa 和Ⅰb 阶段均未发生剂量限制性毒性，确定 Tiragolumab 的 RP2D 为 600 mg，每 3 周 1 次。Tiragolumab 单药治疗未观察到客观缓解，但一些患者可见肿瘤缩小。

MORPHEUS 是一项平台研究，包括多个Ⅰb/Ⅱ期试验，旨在探索多种癌症治疗组合在多种适应证中的早期疗效和安全性信号。其中 MORPHEUS-Liver 研究（NCT04524871）是一项伞式研究，旨在评估多种免疫治疗为基础的联合治疗在 uHCC 一线治疗的疗效和安全性。而 MORPHEUS-Liver 研究队列 1 通过一项小规模随机对照研究，评估了在阿替利珠单抗＋贝伐珠单抗±tiragolumab 在 uHCC 患者中的疗效和安全性见图 2.2。

MORPHEUS-Liver 研究队列 1 共纳入 58 名患者，以 2∶1 的方式随机分配。一组接受阿替利珠单抗（atezo）与贝伐珠单抗（bev）联合治疗（n=18），另一组在此基础上额外接受 Tiragolumab（tira）治疗（n=40）。atezo 的给药方式为每 3 周 1 次静脉注射 1200 mg，bev 的剂量为每 3 周 1 次静脉注射 15 mg/kg，而 tira 的剂量则为每 3 周 1 次静脉注射 600 mg。

研究未设置分层因素，主要终点为研究者根据 RECIST 1.1 判断的客观缓解率（ORR）。截至 2022 年 11 月 28 日，tira+atezo+bev 组的中位随访时间为 14.0 个月，而对照组为 11.8 个月。与对照组相比，tira+atezo+bev 组展现出更高的 ORR（42.5% vs. 11.1%），同时 PFS 亦显著延长（11.1 个月 vs. 4.2 个月），对应的 PFS 风险比（HR）为 0.42（95% 置信区间：0.22 ~ 0.82）。在 PD-L1 阳性（n=23）和 PD-L1 阴性（n=27）的亚组中，也观察到了类似的 ORR 和 PFS 改善趋势。安全性方面，tira+atezo+bev 组和对照组的 3/4 级治疗相关不良事件（AE）发生率分别为 27.5% 和 33.3%，而因 AE 导致的任何治疗中断率则分别为 22.5% 和 22.2%。

MORPHEUS-Liver：一项Ib/II期，开放标签，多中心，随机对照研究

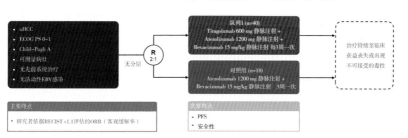

Q3W，每3周一次；EBV，Epstein-Barr病毒；ECOG PS，东部肿瘤协作组体能状态；
IV，静脉注射；ORR，客观缓解率；PFS，无进展生存期；RECIST，实体瘤疗效评价标准

图 2.2 MORPHEUS-Liver 研究设计

基于此研究展现的良好数据，罗氏制药拟进一步开展 Tiragolumab 用于 1 线治疗的Ⅲ期临床研究，IMbrave152/SKYSCRAPER-14 研究。

2 案例解析和对未来新药开发的启示

AdvanTIG-206 研究是一项在晚期肝细胞癌患者中比较欧司珀利单抗（OCI）+ 替雷利珠单抗（TIS）+BAT1706（贝伐珠单抗生物类似药）与 TIS+BAT1706 的随机对照、多中心、开放标签Ⅱ期临床研究（NCT04948697）。本研究纳入了不适合局部治疗，或局部治疗后进展，且未曾接受过全身治疗的巴塞罗那分期（Barcelona Clinic Liver Cancer，BCLC）B 期或 C 期，组织学证实的肝细胞癌（HCC）成人患者。患者按照 2 : 1 的比例被随机分配至 2 个治疗组：一组接受 OCI+TIS+BAT1706

的联合治疗（简称 O+T+B 组），另一组仅接受 TIS+BAT1706 治疗（简称 T+B 组）。研究纳入了 2 个分层因素：PD-L1 CPS（< 1% *vs.* ≥ 1%）和微血管侵犯（Microvascular Invasion，MVI）或肝外扩散（Extrahepatic Metastases，EHS）（是或否）。主要终点为由研究者根据 RECIST 1.1 评估的 ORR，次要研究终点包括由研究者评估的 DoR、TTR、DCR、临床获益率（Clinical Benefit Rate，CBR）、PFS、OS，安全性和耐受性等，探索性研究终点包括与临床缓解 / 耐药相关的潜在生物标志物见图 2.3。

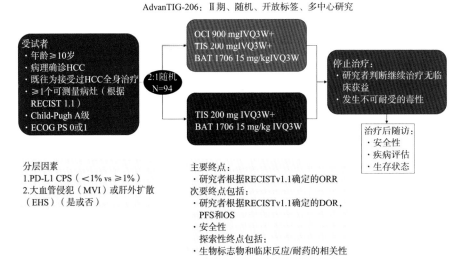

AvanTIG-206：Ⅱ期、随机、开放标签、多中心研究

图 2.3　AdvanTIG-206 研究设计

截至 2023 年 2 月 27 日，共有 94 名患者 (中位年龄 58.5 岁) 参与了研究，其中 62 名被分配至 O+T+B 组，32 名至 T+B 组。研究者评估的 O+T+B 组客观缓解率为 35.5%，而 T+B 组的 ORR 为 37.5%，见表 2.1。

表 2.1　AdvanTIG-206 研究有效性总结

		O+T+B（*n*=62）	T+B（*n*=32）
最佳评效 *n*（%）			
	CR	0	0
	PR	22（35.5）	12（37.5）
	SD	26（41.9）	11（34.4）
	PD	10（16.1）	7（21.9）

续表

	O+T+B（*n*=62）	T+B（*n*=32）
NE	4（6.5）	2（6.3）
ORR，%（95% *CI*）	35.5（23.7，48.7）	37.5（21.1，56.3）
	2-sided *P*=0.8350	
DOR（月），中位（95% *CI*）	12.6（7.0，NE）	10.6（4.2，NE）
	ESMO 2023	

安全性数据方面，O+T+B 组的 3 级以上的 TRAEs 为 50.0%，T+B 组为 25.8%。TRAEs 导致治疗中断的比例分别为 16.1% 和 6.5%。T+B 组无治疗相关死亡，O+T+B 组有 3 例（4.8%）治疗相关死亡，见表 2.2。

表 2.2　AdvanTIG-206 研究安全性总结

	O+T+B（*n*=62）	T+B（*n*=32）
任何 TEAE	62（100.0）	31（100.0）
≥ 3 级	40（64.5）	15（48.4）
SAE	30（48.4）	10（32.3）
导致死亡	3（4.8）	0（0.0）
导致治疗中断	14（22.6）	4（12.9）
任何 TRAE	56（90.3）	24（77.4）
≥ 3 级	31（50.0）	8（25.8）
SAE	16（25.8）	2（6.5）
导致死亡	3（4.8）	0（0.0）
导致治疗中断	10（16.1）	2（6.5）
任何 imAE（免疫介导不良反应）	27（43.5）	12（38.7）
任何 imAE（输液反应）	1（1.6）	0（0.0）
	ESMO 2023	

Q：TIGIT 单抗针对同一适应证的矛盾结果如何解读？

江宁：根据现有数据，我们可以从以下几个角度分析：

①药物结构和作用机制：欧司珀利单抗和 tiragolumab 都是作用靶点相同，都是人源化的 TIGIT 单克隆抗体，同时保留功能完整的 Fc 段。临

床前研究表明，与具有沉默 Fc 效应功能的抗 TIGIT 抗体相比，具有完整 Fc 段的 TIGIT 抗体具有增强的抗肿瘤活性。在这一方面，两种药物的研究设计存在相似性。

②Ⅱ期研究设计：2 者均为小规模随机对照临床研究，样本量近似，均采用 2∶1 随机，以 ORR 作为主要终点，PFS 作为次要终点。使用贝伐珠单抗或贝伐珠单抗生物类似药作为联合治疗药物。PD-1/PD-L1 抑制剂分别采用替雷利珠单抗和阿替利珠单抗。二者临床研究设计近似。

③基线数据差异：AdvanTIG-206 研究主要基于东亚人群，约 80% 的入组患者具有乙型肝炎病毒感染。MORPHEUS-Liver 研究亚洲人群比例＜30%，乙型肝炎病毒感染率较低，另有 32.5% 的患者为丙型肝炎病毒感染，约 40% 患者无病毒感染史。另一可能存在的基线差异为 TIGIT 表达状态。2 项研究都没有对 TIGIT 表达状态进行相应的筛选。在 AdvanTIG-206 研究中，约 50% 的患者 TIGIT 表达＜1%。TIGIT 表达状态与其他基线特征，如肝癌病因或人种因素，是否有相关性，以及与免疫治疗疗效是否有相关性。这些结果在 2 项研究中没有公布，也有待进一步研究。

④随机因素干扰风险：在 Impower150 大型Ⅲ期研究中，T+A 的客观缓解率为 30%，PFS 为 6.9 个月；而 MORPHEUS-Liver 研究中 T+A 的 ORR 仅为 11%，PFS 为 4.2 个月。考虑到 MORPHEUS-Liver 研究中 T+A 组仅有 18 例患者，这一数据可能受到了入组人群治疗反应的随机因素影响，具有一定的失真风险。对于 AdvanTIG-206 研究而言，也有类似的可能。在剂量爬坡的 AdvanTIG-105 研究中，在 RP2D 下替雷利珠单抗＋欧司珀利单抗的 3/4 级 TRAE 比例仅为 12.5%，但 AdvanTIG-206 研究在双免疫的基础上联合贝伐珠单抗，3 级及以上不良反应发生率高达 50%，同时有 4.8% 的患者出现了治疗相关的死亡。免疫联合治疗的不良反应谱也有待更大规模的研究进行确定，见表 2.3。

表 2.3　IMbrave150、AdvanTIG-206 与 Morpheus-Liver 研究数据对比

项目	Morpheus-Liver		AdvanTIG-206		IMbrave150
	Tiragolumab+ Atezo/Bev	Atezo/Bev	欧司珀利单抗 +Tis/Bev	安慰剂 +Tis/Bev	Atezo/Bev
ITT,N	40	18	62	32	326

续表

项目	Morpheus-Liver		AdvanTIG-206		IMbrave150
ORR, %（n/	42.5	11.1	35.5	37.5	29.8
N）	（17/40）	（2/18）	（22/62）	（12/32）	（97/326）
（95% CI）	（27.0 ~ 59.1）	（1.4 ~ 34.7）	23.7 ~ 48.7	21.1 ~ 56.3	25 ~ 35
中位 PFS, 月	11.1	4.2	8.3	6.9	6.9
（95% CI）	（8.2 ~ NE）	（1.6 ~ 7.4）	（5.5 ~ 10.0）	（4.1 ~ NE）	（5.7 ~ 8.6）
HR（95%	0.42（0.22 ~ 0.82）		1.08（0.59 ~ 1.96）		—
CI）					
≥ G3 TRAE	30.0%	44.4%	50.0%	25.8%	

Atezo/Bev：阿替利珠单抗 + 贝伐珠单抗；Tis/Bev：替雷利珠单抗 +BAT1706（贝伐珠单抗类似物）

Q： AdvanTIG-206 和 MORPHEUS-Liver 研究采用单臂随机对照设计的考量，Ⅱ期临床试验如何选择单臂或随机对照设计？

江宁：采用Ⅱ期小规模随机对照研究主要是为了规避Ⅱ期单臂研究假阳性率高的缺陷。本次分享中的涉及到的Ⅱ期小规模随机对照研究，我们可以将其与单臂Ⅱ期研究和Ⅲ期随机对照研究进行对比。从研究目的而言，肿瘤领域的Ⅱ期临床研究主要为了探索初步疗效和安全性信号，为下一步研究是否开展提供依据，研究终点通常采用 ORR 等替代终点，通常会控制Ⅰ类错误，但因样本量较小，统计效能不足，存在较多的假阴性风险。单臂Ⅱ期研究通常使用历史数据进行参考，可能带来额外的假阳性风险。而Ⅲ期临床研究通常是确证性研究，必须控制Ⅰ类错误和Ⅱ类错误，对样本量有较为严格的要求，研究终点通常为 OS 等临床终点，或已获批的替代终点如 PFS、EFS、DFS，见表 2.4。

表 2.4 3 种研究设计对比：Ⅱ期单臂 vs Ⅱ期 RCT vs Ⅲ期 RCT

项目	单臂Ⅱ期研究	Ⅱ期 RCT	Ⅲ期 RCT
目的	探索疗效	探索疗效	确证注册
样本量	较低	稍高	最高
主要终点选择	ORR 等替代终点	ORR/PFS	OS 等临床重点，或已获批的替代终点如 PFS、EFS、DFS
对照选择	历史数据对照	随机对照	随机对照

续表

项目	单臂Ⅱ期研究	Ⅱ期 RCT	Ⅲ期 RCT
Ⅰ类错误（假阳性）是否控制	通常控制，但历史对照可能带来额外Ⅰ类错误风险	通常控制	必须控制
统计效能	低	低	高
Ⅱ类错误（假阴性）是否控制	难以控制	难以控制	必须控制

在既往的很多较早的肿瘤Ⅱ期临床试验中，通常采用 ORR 为终点的小样本单臂设计。但近年来，越来越多的研究者呼吁采用随机对照设计，可以再更早的阶段为药物疗效和安全性提供更好的证据。2019 年，Grayling 等人发表于 *J Natl Cancer Inst* 的一篇综述总结了对于肿瘤Ⅱ期临床研究采用单臂或随机设计的一些专家观点。

许多证据表明，单臂 +ORR 的设计可能导致Ⅱ期试验不能预测长期生存效益：

·Kola 和 Landis 发现，在单臂Ⅱ期试验中，60% 认为"有希望的"试验药物未能在Ⅲ期中显示出优效性；

·Zia 等指出，很多药物Ⅲ期试验的缓解率经常低于其Ⅱ期试验，有的甚至差距很大；

·Maitland 等分析了 2001—2002 年发表的所有Ⅱ期联合治疗试验，发现尽管 72% 宣告"成功"，但随后的试验在 5 年内显示出显著疗效的可能性只有 3.8%（可见，联合疗法的单臂研究是假阳性的重灾区）。

也有一些数据支持单臂 +ORR 终点的Ⅱ期研究设计：Chan 等研究 1985—2005 年针对晚期肿瘤的所有Ⅲ期试验及其之前的Ⅱ期试验时发现，Ⅱ期采用随机化并没有增加Ⅲ期阳性结果的可能性。

除此之外，Langrand-Escure 等发现不同的Ⅱ期设计方法阳性率差距很大。与单臂试验（72.7%）、多臂非随机试验（82.3%）和随机非对照试验（70.9%）相比，随机对照试验得出阳性结果的概率较低（28.2%）。这提示单臂Ⅱ期临床研究的假阳性风险更高，而随机对照Ⅱ期研究则更应关注假阴性风险。

Grayling 等人在综述中提到,大多数研究者认为,单臂和随机设计在Ⅱ期中都有一定的作用,随机Ⅱ期试验的数量应该增加,PFS 应该成为常规的选择终点。当预期肿瘤缓解率较高时,单臂试验对于单药特别是新型药物,是可以接受的。对于罕见的肿瘤类型,也可采用单臂试验。如果数据表明新药缓解率大大高于现有疗法,可以不使用随机。在存在公认稳健的历史数据库的情况下,不使用随机也可能是合理的。相比之下,联合疗法需要随机化设计,否则就很难区分试验药物和已有药物各自的贡献。近年来,人们在Ⅱ期试验中越来越多地使用适应性设计方法。但许多适用于Ⅱ期的适应性设计在本质上是非随机的。此外,适应性设计通常需要一个可以快速评估的主要终点,而 PFS 终点似乎难以应用于适应性设计中,这对于Ⅱ期研究的随机对照设计是一大挑战(表 2.5)。

表 2.5　Ⅱ期临床试验采用单臂设计或随机设计的考量

项目	支持随机设计	反对随机设计
与Ⅲ期结果相关性	经典的单臂研究在预测Ⅲ期临床获益方面表现不佳	缺乏证据表明在Ⅱ期中使用随机化可以提高Ⅲ期的成功率
统计结果提示性	随机试验的显著 P 值将为寻求监管部门批准提供强有力的理由	研究人员可能会错误地将随机Ⅱ期试验的结果解释为大型Ⅲ期研究的结果
对照组稳健性	依赖历史对照的数据来设定目标缓解率使得单臂试验的结果不可靠	对于多种疾病,有充足的数据可以确定治疗的历史缓解率
混杂因素平衡	随机化可以平衡预后因素。单臂数据使用建模来解释协变量不可靠	随机化也不能保证预后因素的平衡,尤其是在小规模试验中。可以使用建模来解释单臂研究中的此类变量
研究成本	在进行随机试验时,付出的代价更多,但积累了更高质量的数据	单臂试验更简单、更容易进行
伦理性	多数情况下,试验组和对照组疗效差距不大,因此随机试验没有伦理问题	当先前观察到试验药疗效较好时,随机试验是不伦理的,因为并非所有参与者都能获得可能更好的治疗

对于本次分享涉及的 TIGIT+PD-1/PD-L1+ 贝伐珠单抗研究而言,由于是联合治疗,如Ⅱ期试验采用单臂设计,假阳性风险极高,随机研究

可以有效减少假阳性结果的可能，因此两项研究均采用了随机设计降低假阳性率。但与此同时，也需要考虑是否存在假阴性结果的风险。

戴鲁燕：选择单臂研究还是随机对照试验，并无绝对优劣之分，而应基于适应证特性、研究设计、患者招募、执行难度和潜在偏倚的管理能力来综合考量。

单臂研究在管理潜在偏倚方面的能力受限，因此，其适用性依赖于研究团队能否有效控制这些偏倚。如果研究团队具备高度的自我管理能力和严格的数据监控机制，能够减少主观偏见的引入，单臂研究可作为可行方案。单臂研究通常对患者更加友好，因为它避免了患者被随机分配至安慰剂组的可能性，确保每位参与者都能接受治疗。

而 RCT 通过随机分配和可能的双盲设计，有效控制潜在的偏倚，保证了研究结果的客观性和可靠性。当试验的主要终点较为主观，易受研究者或患者主观判断影响时，RCT 能够通过随机化减少这种影响。对于可能引入主观倾向的不良事件管理，RCT 也有一定优势。

Q：为什么 2 项 II 期随机对照研究结果会出现不一致的情况？有哪些方法可以提高 II 期临床研究向 III 期临床研究的成功转化？

戴鲁燕：不同试验间的人群构成存在差异，如 AdvanTIG-206 主要关注东亚人群，而 MORPHEUS-Liver 则涉及更为多样化的全球人群。小样本量可能引入额外的不确定性，尤其是在评估药物对不同人种敏感性的影响时。小样本可能无法充分反映整体人群的平均响应，导致结果偏差。与 III 期临床试验相比，II 期临床研究在研究设计和终点处理存在差异。

可以使用真实世界数据辅助早期临床研究。鉴于小样本量试验的局限性，它们往往无法全面反映不同国家的治疗实践差异、患者群体的异质性，以及未来医疗环境的变化。在早期研发阶段引入外部对照组，利用真实世界数据进行内部验证，以评估研究结果的普遍适用性。这有助于在 II 期向 III 期过渡时降低风险，促进资源优化配置。同时，真实世界研究能够动态预测疾病治疗趋势、药物使用情况及其未来演变，如通过监测乳腺癌治疗模式的变化，了解哪些药物的使用在增长，以及预期的前沿疗法，有助于在研究设计阶段即预见到潜在障碍，采取预防措施。真实世界研究能够反映不同国家间患者特征、治疗标准和药物可及性的差异，帮助研发的策略性调整。

另外，统计学方法、机器学习和 AI 的使用有望优化研究设计，从而提高试验成功率并可能减少样本量需求。例如，传统的 ANCOVA 模型通常将基线数据作为变量纳入模型中，以评估干预效果。然而这种做法忽略了基线特征中更丰富的信息维度。通过机器学习算法将疾病预测模型和真实世界数据结合，可能生成更为精准的复合变量，这些变量能够更好地反映疾病状态，从而提高研究效率，降低成本。

Q：现在肿瘤免疫治疗的研发面临哪些挑战？

沈志荣：与传统的靶向治疗，如针对 EGFR 等特定分子的药物相比，肿瘤免疫治疗的药物开发成功率相对较低。尽管如此，该领域在过去数十年中经历了一系列探索与尝试，尽管遭遇了诸多失败，但也逐渐筛选出了一些成功的案例，如 PD-1 抑制剂、CTLA-4 抑制剂以及 LAG-3 抑制剂等。然而，肿瘤免疫治疗领域的进展仍面临两大挑战。首先，人类对免疫学的深刻理解尚显不足，对肿瘤免疫的调控机制难以全面掌握。其次，缺乏有效的体外模型系统，用于精确模拟患者体内肿瘤免疫的真实状态，这在很大程度上限制了药物筛选和机理探究的效率与准确性。例如，针对 EGFR 突变的药物在体外细胞系和 PDX 模型中展现出较好的预测价值，而在肿瘤免疫领域，目前尚未建立起能够充分反映患者个体差异和疾病复杂性的模型体系。此外，肿瘤免疫状态的动态变化，包括激活、初级反应和耗竭等阶段，对药物响应的影响也需深入研究。

不同规模的企业往往根据自身管线特点和资源分配，采取不同的策略。对于有能力同时推进多个项目的公司，可能会采取类似投资组合管理的策略，平衡高风险和低风险项目，以期在不断积累数据的过程中提高成功率。而对于专注于少数靶点的公司，它们可能更倾向于测试创新概念，尤其在风险资本的支持下，探索未知领域。

在选择肿瘤免疫治疗靶点时，目前看来激活 T 细胞的策略似乎拥有更高的成功率，而针对 NK 细胞、微环境调控以及其他免疫细胞类型的干预，虽然也充满潜力，但需要更多临床数据来验证其有效性和安全性。例如，Treg 细胞在肿瘤免疫耐药中的作用，若能在临床试验中证实去除 Treg 细胞可以增强治疗响应，将有助于建立其因果关系，为未来药物开发提供理论基础。

Q：提高免疫治疗研发成功率有哪些思路？

沈志荣：选择最适宜的患者群体进行治疗是关键过程。其中首要考量是对药物作用机制的深刻理解。在药物开发早期阶段，利用 PDX 模型评估药物的有效性已成为常规，但对于肿瘤免疫药物而言，还需要建立更精细化的系统，以测试抗体药物及其组合在不同肿瘤类型和免疫微环境中的表现。

不同患者间的肿瘤免疫状态存在显著差异，从极度耗竭到免疫激活，这些状态直接影响了抗体类免疫药物的响应。因此，研究者需明确，如 PD-1 抑制剂与 TIGIT 抑制剂的组合，在何种条件下能发挥最佳疗效，以及在各类癌症如肺癌、肝癌和霍奇金淋巴瘤中，多少比例的患者拥有与药物最匹配的肿瘤微环境。

临床实践中，当前存在着一种普遍期望，即寻找一种适用于所有患者的"万能"免疫治疗抗体。然而，这种想法忽略了每种免疫治疗药物都有其特定的适用人群和作用范围。如同 EGFR 抑制剂仅在携带 EGFR 突变的患者中有效，免疫治疗药物同样需在特定人群中才能发挥最大效用。因此，识别并定义这类人群对于提高治疗效果至关重要。

个人观点认为，如果一种抗体能使得 T 细胞在特定环境下激活，促使这些 T 细胞展示出肿瘤杀伤能力，那么在临床前研究中观察到的效应理应能在一部分患者群体的临床结果中体现。然而，关键挑战在于如何准确识别这一子群体。这要求有足够的资源和时间进行深入探索，平衡资源分配，避免因追逐短期成果而忽视长期潜力。历史经验表明，药物的发展历程往往充满起伏，许多药物在经历低谷后，通过新知识的积累和认识的深化，重新获得关注。ADC 的发展历程便是典型例证。在肿瘤免疫治疗领域持续的研究和探索，也有望带来未来的突破和进步。

Q：对于 AI 工具辅助 TIGIT 靶点开发的看法？

沈志荣：①在 R&D 中，目前 AI 能解决的主要还是效率问题而非创新问题。AI 的要么基于规则，要么基于结果训练。为数不多有效的的几个应用如 AlphaFold 能预测蛋白结构，是因为：其一，蛋白质结构受物理学定律的限制，有规则；其二，有足够的已经解析的蛋白结构来进行训练。AI 需要数据来进行 training，而 target prediction 以及有效人群预测缺少足够多的 training set。②一个 target 是否 work，依赖于整个研发链条，并不仅仅是靶点本身，还有如何靶向它，以及临床设计以及适应证和有效人群选择等，参数太多，这种情况下，想让 AI 来帮我们回答，现阶段还有困难。

Q： 如何在探索研究阶段更好进行决策，并将更多信息整合到临床试验中？

沈志荣：这个问题因项目而异。有些项目可能就是要快。对于新机制、新靶点，在探索研究阶段，提前思考和设计试验回答一下问题应该会有帮助：①什么的数据证明在临床上药物像设计的那样确定 hit 了靶点（PD effect）。② Hit 了靶点（PD effect）是不是如预计的那样带来预计的结果（疗效 or 差异化）。③有效 / 耐药人群是否跟靶点机制相吻合。归根结底，是否有一套完整的有逻辑的数据来帮助判断。

Q： 从投资角度怎样看待 TIGIT 靶点创新药物的研发？

江南：投资人会综合考虑科学创新、市场潜力、转化医学研究的稳健性以及风险管理策略。风险投资本质上是一场概率博弈，投资者在面对高风险项目时，往往寻求较高的回报率以弥补可能的损失。免疫类 First-in-Class 药物，因其独特的机制，被视为高风险高回报的典型代表。例如 PD-1 在早期临床研究展现的巨大潜力吸引了大量投资，随后的临床试验成果进一步证实了其价值，从而推高了相关公司的股价。

从投资者角度，在临床前阶段，关键考量点集中在药物的转化潜力上，即从动物模型到人体应用的有效性。但免疫系统在不同物种间存在较大差异，这增加了免疫疗法从实验室到临床应用的不确定性。一部分投资人通过选择已通过遗传学验证的靶点或专注于工程而非基础科学风险的项目来降低失败率。例如，抗体药物偶联物（ADC）等技术，虽然面临工程上的难题，但相比全新机制的探索，其风险更易于管理。投资人会均衡不同项目的风险。

第 3 章

创新靶点的成药性探索

——CD47 单抗联合疗法用于急性髓系白血病的 Ⅲ 期临床试验（ENHANCE-2）

引言

CD47 是健康细胞携带的，避免被巨噬细胞吞噬清除的 "别吃我" 的信号受体。在肿瘤细胞中的广泛表达使其成为肿瘤的耐药机制之一，也使得 CD47 变成继 PD-1 之后另一个研发热点，CD47 在临床 Ⅰ 期中获得了初步数据支持后，各大药企纷纷斥重金下场。然而随着吉利德宣布其 CD47 单抗 Magrolimab 莫洛利单抗在血液肿瘤中的失利（ENHANCE 研究），同机制药物的开发前景变得密云重重。

1 回溯研究的背景

1.1 研究背景

CD47 是分子量为 47 kDa 的跨膜糖蛋白，是免疫球蛋白超家族中的一员。其结构包括胞外免疫球蛋白多变（IgV）结构域、高度疏水的 5 次跨膜片段和 1 个短的胞内段。CD47 通过胞外 IgV 结构与不同的配体结合，包括 SIRPα, Thrombospondin 1（TSP-1）及 integrin 整合素等，与不同的配体结合发挥不同的功能。其中：

① CD47-TSP1：调节 G 蛋白 /NO-cGMP 信号通路，介导包括血小板激活、血栓形成、血管平滑肌松弛、细胞自噬等反应，具有抑制 T 细胞活化和减少肿瘤新生血管双重功能。

② CD47-SIRPα：调控吞噬作用，调节红细胞、血小板、树突细胞、T 细胞等体内稳态等。

③ CD47-CD47：了解较少。

CD47 广泛表达于细胞表面，在健康细胞上 CD47 表达可与巨噬细胞表面 SIRPα 结合，引起 SIRPα 免疫受体酪氨酸抑制基序（Immunoreceptor Tyrosine-based Inhibitory Motif，ITIM）酪氨酸磷酸化，活化含 src 同源 1/2 结构域蛋白酪氨酸磷酸酶 SHP1/2，导致肌球蛋白 II A 去磷酸化，抑制细胞骨架重组，而这一步是巨噬细胞吞噬目标细胞必须进行的一个步骤。而健康细胞通过 CD47-SIRP 结合传递"别吃我"信号给巨噬细胞，从而避免了巨噬细胞介导的胞吞清除。此外，CD47 在衰老、冗余细胞上下调，使得这些细胞被免疫系统清除，从而维护机体的稳态。

肿瘤细胞普遍通过高表达 CD47 逃避免疫系统识别清除。TCGA 数据库分析显示 CD47 在胆管癌、结肠癌、食管癌、肾透明细胞癌、头颈癌、胃癌等中高表达，且在部分瘤肿中与不良预后相关（图 3.1）。这提示了 CD47 作为肿瘤免疫治疗靶点的潜在理论可行性。此外，CD47 为巨噬细胞检查点抑制剂，靶向 CD47 的药物在机制上可与 PD-1 类 T 细胞检查点抑制剂产生协同效应。

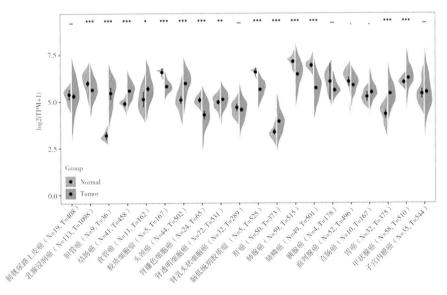

图 3.1　CD47 在不同肿瘤中的表达

1.2 药物研发历程

CD47 在肿瘤中的作用由"造血干细胞之父"欧文·韦斯曼博士在 2009 年报道。他的工作发现急性髓系白血病（Acute Myeloid Leukemia，AML）干细胞高表达 CD47，成人 AML 患者肿瘤细胞 CD47 高表达与更差预后相关。进一步体内外试验中 CD47 阻断单抗可促进巨噬细胞通过吞噬作用杀伤 AML 干细胞，实现肿瘤缓解，首次在临床前验证了针对 CD47 的靶向药物抗肿瘤概念。

此外，进一步研究显示，CD47 阻断抗体可实现巨噬细胞对非霍奇金淋巴瘤（Non-hodgkin Lymphoma，NHL）细胞的吞噬作用，并在体内外实验中与利妥昔单抗产生协同作用。该协同机制涉及抗 CD47 抗体的 FcR 非依赖性吞噬作用和利妥昔单抗的 FcR 依赖性吞噬作用刺激。围绕着巨噬细胞促吞噬 / 抗吞噬通路产生的协同作用，进一步扩展了 CD47 单抗联合增效 / 克服耐药的开发策略。

临床前探究还显示了 CD47 靶点的特性：由于其在健康细胞特别是血液细胞中的广泛表达，因此存在显著的血液学毒性。临床前研究提示 CD47 抗体可导致动物模型中的血红蛋白凝集及血小板聚集现象，可能与 TSP 通过被激活刺激血小板活化和聚集相关。抗 CD47 mAb 治疗非幼稚雌性食蟹猴（n=4/ 组）可观察到给药后红细胞、比容及血红蛋白下降，伴随着网织红细胞的代偿性增加。红细胞水平在第 15 d 开始恢复，并在第 31 d 恢复到基线水平。

考虑与外周红细胞库稳态代偿有关，围绕 CD47 靶点药物开发，如何设计合理的剂量和给药周期，是临床前研究交给临床研究的一项难题（图 3.2）。

CD47 药物临床探索经历了一波三折，甚至可以用戏剧化来形容。早期临床研究开始于 2017 年。2017 年末，Arch Oncology 宣布终止 CD47 单抗 Ti-061 的一项实体瘤 Ⅰ / Ⅱ 期临床试验，原因是该临床的首位入组患者在接受治疗的 2 d 后死亡，主要死亡原因为红细胞凝集。2018 年 7 月，Celgene 也宣布终止了 CD47 单抗 CC-90002 针对 AML 和 MDS 的 Ⅰ 期临床，也是出现了血液系统严重不良事件 SAE（红细胞和血小板数量下降）。Ⅰ 期首次人体实验 FIH 出现的血液学毒性无疑验证了临床前对于靶点的预期，也对药物开发提出了新的挑战。

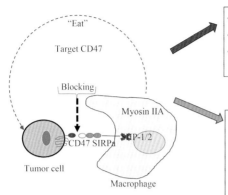

* 全新的肿瘤免疫逃逸机制（巨噬细胞/固有免疫）
* 肿瘤表面广泛且高表达，便于靶向
* 与其他抗肿瘤机制潜在协同作用（Don't eat me+eat me）

* 血液毒性：正常红细胞、血小板表面表达，介导其体内清除与稳态
* 冗余调控：巨噬细胞存在四种"别吃我"信号（PD-L1、CD24、MHC、CD47）
* CD47其他未了解机制：耐药？副作用

Adapted from Yang, Hongcheng, et al. Cancer Medicine 8.9(2019): 4245-4253.

图 3.2　CD47 靶点药物开发临床前特性总结

事情的转机来自 2019 年，"造血干细胞之父"欧文.韦斯曼博士在 2019 年公布了一项 CD47 抗体的 I 期临床试验结果；值得一提的是，欧文.韦斯曼博士也是首个证实 CD47 靶点在肿瘤中机制的发现人。他自己成立的公司 Forty-Seven 研发了 Hu5F9-G4 这款抗体，这是一种人源化 IgG4 抗体，其通过靶向 CD47 以实现吞噬作用见图 3.3。

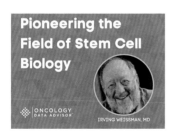

CD47 Is an Adverse Prognostic Factor and Therapeutic Antibody Target on Human Acute Myeloid Leukemia Stem Cells

Ravindra Majeti,[1,3,7,*] Mark P. Chao,[3,7] Ash A. Alizadeh,[1,3] Wendy W. Pang,[3] Siddhartha Jaiswal,[3] Kenneth D. Gibbs, Jr.,[4,5] Nico van Rooijen,[6] and Irving L. Weissman[2,3,*]
[1]Department of Internal Medicine, Division of Hematology

* 急性髓系白血病（AML）干细胞高表达CD47
* 成人AML患者肿瘤细胞CD47高表达与更差预后相关
* 体内外试验中CD47阻断单抗可促进巨噬细胞通过吞噬用杀伤AML干细胞，实现肿瘤缓解

"造血干细胞之父"
欧文.韦斯曼博士

图 3.3　CD47 靶点的临床转化第一步

这项 I 期临床试验旨在评估 Hu5F9-G4（5F9）的安全性，药代动力学和药效学，入组人群为晚期实体瘤，研究采用了低剂量诱导 - 维持 - 负荷的给药模式，入组 A（诱导剂量 D1），B（周维持剂量 D8），C（负

荷剂量 Q4w）3 个队列进行探究。低剂量预激方案的理论支持来自临床前探索，考虑到早期 CD47 抗体对靶点的高亲和力，通过小剂量预激给药方案在动物模型中观察到轻度的血红蛋白下降，伴随网织红细胞的显著升高及随后血红蛋白的代偿增加。预激给药通过小剂量诱发血液学毒性，打破外周血循环稳态的同时将不良反应维持在机体可代偿和耐受的水平，避免了大剂量给药带来的 SAE 发生可能。PK 方面：在 10 mg/kg 或更高的剂量下，CD47 抗体 5F9 可在外周血达到稳定，并且观察到 5F9 半衰期约为 13 d。PD：外周血红细胞 CD47 占有率（Rcceptor Ocaupmly，RO）在 1 mg/kg 以上达到饱和，白细胞占有率在 30 mg/kg 及以上维持剂量时达到饱和。基于在 RBC 上显示 100% CD47 饱和的耐受性和受体占有率研究，选择 1 mg/kg 作为引发剂量。维持剂量范围为 3 至 45 mg/kg；安全性方面：大多数毒性为轻度至中度。包括贫血（57%，多为轻度，1 ~ 2 g Hb 下降，伴随网织红细胞代偿性增加逐渐恢复），外周血涂片血凝［36%，多出现在第一次输注后，仅 2% 患者出现临床显著毒性（Grade 3），无神经、肾脏及皮肤毒性］，血小板减少（17%，1 ~ 2 级），疲劳（64%），头痛（50%），发烧（45%），寒战（45%），高胆红素血症（34%），淋巴细胞减少（34%），输液相关反应（34%）和关节痛（18%），无免疫相关 AE。维持剂量高达 45 mg/kg 时未达到最大耐受剂量（MTD）。疗效方面：在 30 mg/kg 的患者中观察到肿瘤组织的强抗体染色（卵巢癌淋巴结）及抗体浸润。两名患有卵巢 / 输卵管癌的患者在 5.2 和 9.2 个月时有部分缓解。基于这一结果，研究进一步在包括卵巢癌在内的实体瘤中进行 Ib 期，联合 PD-1（Avelumab）单抗的拓展。5F9 的剂量 1 mg 诱导 +30 mg 或 45 mg 维持剂量。整体安全性同 Ia 期观察：无 DLT 及严重 TRAE，常见 TRAEs 包括头痛（62%），疲劳（47%），输液反应（44%），发热（38%）及寒战（35%），TRAE 停药率 15%。疗效方面：Part1:1 例卵巢癌 PR（PD-L1+），Part2：18 例卵巢癌 56%SD，44%PD，值得在 PD-L1+OC 患者中进行进一步评估。

显然，欧文·韦斯曼博士在 CD47 单抗的研发上，采取了选择 IgG4 亚型减少 FcR 介导的细胞毒性作用（ADCC）、抗体依赖性细胞介导的吞噬作用（ADCP）、补体依赖的细胞毒性作用（CDC）等，低剂量诱导等方式减少前期早期临床试验所见到的严重血液学毒性；同时在早期进行与 PD-1 的联合探索。结果也如同预期，安全性较前代产品有所改进，同时在 PD-1 的联用中产生了初步的疗效数据，为 CD47 单抗疗效及安全性验证（proof of concept, proof of saftey）提供了证据。同时，在 I 期临床试验中，我们也从 PKPD 数据中看到了更多关于 CD47 单抗成药特性的细节：CD47 单抗具有针对非目标细胞（血细胞）靶受体表达的高亲和力。同时抗体沉没效应提示了 CD47 单抗需要更高的浓度去实现药效，这就意味着 CD47 单抗的治疗窗和毒性窗可能存在较大的重叠，也预示了后续临床开发中见到的疗效 / 毒性的博弈见图 3.4。

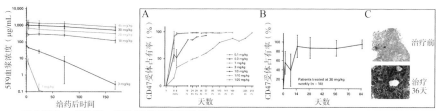

Sink 现象：未达到一定浓度前半衰期极短

- PK：在 10 mg/kg 或更高的剂量下，CD47 抗体 5F9 抗体可在外周血达到稳定，并且观察到 5F9 半衰期约为 13 d。
- PD：外周血红细胞 CD47 占有率（CD47RO）在 1 mg/kg 以上达到饱和，白细胞占有率在 30 mg/kg 及以上维持剂量时达到饱和。
- Efficacy：在 30 mg/kg 的患者中观察到肿瘤组织的强抗体染色（卵巢癌淋巴结）及抗体浸润。2 名患有卵巢/输卵管癌的患者在 5.2 和 9.2 个月时有部分缓解

图 3.4　CD47 药物（5F9 单抗）PKPD 数据

　　CD47 单抗 5F9 也在 Ib 期拓展中探究了血液瘤的安全性和有效性。一项联合利妥昔单抗治疗晚期后线利妥昔单抗耐药 DLBCL 和 FL 患者的临床研究中，CD47 采用 1 mg/kg 导入，10 mg/kg ～ 20 mg/kg ～ 30 mg/kg 长期维持，联合标准剂量利妥昔方案 3 个剂量组；安全性方面：20 mg 组 1 例 DLT 为肺栓塞（考虑肿瘤压迫血管产生深静脉血栓），30 mg 组 2 例 DLT：4 级中性粒减少（GM-CSF 支持后继续给药），3 级 ITP（糖皮质激素及 IV IG 治疗后缓解）。血液学毒性方面：贫血主要为 1 ～ 2 级，发生在第 1 周；有 3 名患者接受了红细胞输注；2 名患者仅接受 1 次输血（2 单位），第 3 名患者接受 4 次输血。因此最终采用 1 mg/kg 导入，10 mg/kg 长期维持，联合标准剂量利妥昔方案；PKPD 数据同前，初步验证了新型巨噬细胞激活抗 CD47 抗体 5F9 与利妥昔单抗联合治疗的安全

性，并在复发或难治性 DLBCL 或滤泡性淋巴瘤患者中见到较持久的完全缓解（整体 ORR 率：50%，CR 率 36%）。

血液肿瘤中，CD47 单抗还探索了除淋巴瘤之外的适应证，骨髓异常增生综合征（Myelodysplastic Syndrome，MDS），MDS 是一类以克隆性造血和细胞异常成熟为特征的异质性疾病，可导致一种或多种外周血细胞减少，从而发生贫血、中性粒细胞减少和 / 或血小板减少症。MDS 中位发病年龄为 70 岁，部分 MDS 会进展为 AML。AML 是急性白血病中最常见的一种疾病类型，占全部急性白血病（AL）的约 70%，发病率随着患者年龄的增加而增加。针对 MDS 的临床治疗手段受限，年龄 > 70% 的患者采用支持性护理或复查的方式，20% 患者进行积极治疗，包括免疫调节 / 抑制剂及去甲基化药物在内治疗手段，仅不到 5% 的高危组患者需要进行造血干细胞移植（HSCT），近 13 年该适应证无新批准药物，存在未能满足的临床治疗需求。而 MDS 与 AML 患者高表达 CD47，且 CD47 在 MDS 中存在表达差异，这可能是引起低危 MDS 向高危 MDS 转化、甚至向 AML 转化的根本原因。基于以上的机制，CD47 联合阿扎胞苷在初治 MDS 及 AML 见到初步安全性及疗效，在一线治疗中 ORR 率，MDS 92%，AML 64%；其中 AML TP53 这一更高危突变亚型疗效突出（ORR 78%），凭借这一结果，5F9 单抗获得 FDA 在 MDS 及 AML 中的快速通道审批政策，为 CD47 单抗的开发注入了一剂强心剂。

2019 年，CD47 研究开创者欧文·韦斯曼博士研发 5F9 单抗 I 期临床试验结果得到初步披露，其安全性得到确认，并在部分实体瘤和血液肿瘤中取得了较为瞩目的成绩。在 2020 年的时间点，资本的市场进一步投来了关注的目光。2020 年 3 月吉利德以 49 亿美元价格收购欧文 . 韦斯曼博士创立的四十七公司，将抗 CD47 抗体 5F9 改名为 Magrolimab 莫洛利单抗（格罗格单抗），继续血液肿瘤及实体瘤探索。不仅仅是吉利德，包括艾伯维、罗氏、再鼎等多家公司纷纷布局 CD47 靶点市场，围绕 CD47 药物交易额超过 200 亿，俨然成为抗肿瘤免疫领域最热的一颗新星，气势高昂地向着下一个 PD-1 挺进见图 3.5。

Magrolimab 研发计划的近期目标是在一线高危 MDS 及三线后弥漫大 B 淋巴瘤人群中开展Ⅲ期 ENHANCE 研究，确认 CD47 单抗在血液肿瘤中的有效性。中期则稳扎稳打，继续在血液肿瘤中，拓展包括低危及复发耐药 MDS 人群，一线初治及耐药 AML 人群中开展 ENHANCE-2 Ⅲ 期研究，积极拓展 CD47 单抗的受益人群。而长期战略则聚焦在实体瘤中，通过 ELEVATE 系列 Ⅱ 期研究中，探索与 PD-1，EGFR 单抗等药物联合治疗克服晚期后线实体瘤（结直肠癌、头颈部鳞癌、三阴性乳腺癌、非小细胞肺癌、尿路上皮癌）耐药的可行性。

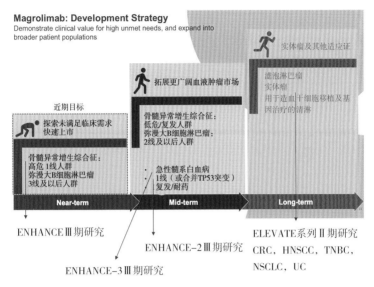

图 3.5 Magrolimab 研发计划

CD47 单抗在更多患者中的临床试验的开展。2022 年，随着安全性和疗效负面消息不断爆出，CD47 开发迎来了它的第二个转折点。2022 年 1 月，由于研究人员报告的可疑意外严重不良反应（SUSARs，贫血相关）在组间存在明显的不平衡，FDA 部分暂停了吉利德 Magrolimab 莫洛利单抗＋阿扎胞苷的联合研究。不过 3 个月后，FDA 通过回顾每个试验的综合安全性数据解除了临床搁置。2023 年 7 月 21 日，吉利德宣布因疗效问题，终止 CD47 单抗 Magrolimab 莫洛利单抗联合阿扎胞苷治疗高风险 MDS 的 Ⅲ 期 ENHANCE 研究。该研究中的安全性数据与已知的 Magrolimab 莫洛利单抗概况以及该患者群体中典型的不良事件相符，吉利德建议 MDS 患者停止使用 Magrolimab 莫洛利单抗治疗。2023 年 8 月 21 日，吉利德宣布 FDA 暂停旗下 Magrolimab 莫洛利单抗在急性髓性白血病（AML）患者中的部分临床试验。除了吉利德外，其他 CD47 单抗申办方的消息也佐证了 CD47 研发的困境（图 3.6）。2023 年 8 月 10 日，ALX Oncology 因疗效未能改善而终止 Evorpacept 2 项临床研究：ASPEN-02（联合阿扎胞苷治疗 MDS）和 ASPEN-05（联合阿扎胞苷＋维奈克拉治疗 AML）。

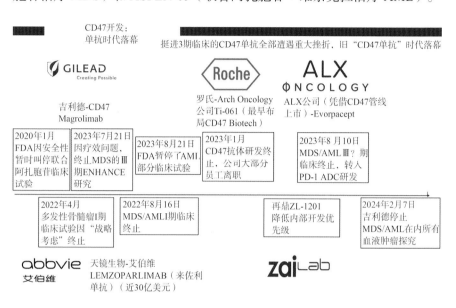

图 3.6　CD47 单抗临床开发受挫：临床试验部分消息汇总

　　CD47 单抗开发临床受挫，从上述总结消息来看，其实还是逃不开疗效 - 获益这一检验药物的终极话题。这一点在 CD47 药物的开发上显示的尤为突出。在Ⅰ期研究中，我们看到了 CD47 单抗药物特征：在靶毒性高，安全窗窄；抗原沉没效应影响 PK，需要更高剂量及高频繁给药。围绕 CD47 靶点药物的研发是平衡疗效与毒性的精妙体现。而在机制上，CD47 本身靶向巨噬细胞，存在与 PD-1 类 T 细胞免疫检查点抑制剂联合，实现固有免疫＋适应性免疫的组合。此外，以 IgG1 为代表的抗体类药物（利妥昔单抗、曲妥珠单抗等），可以通过 Fc 受体介导的 ADCC/ADCP/CDC 效应促进肿瘤的杀伤效果，与 CD47 存在围绕巨噬细胞"促进吞噬"及"解除吞噬抑制"的增效可能。那么对于开发人员来说，就必须在临床前研发阶段，考虑靶向 CD47 药物的治疗策略和适应证。针对 CD47 单抗开发而言，想要看到单药的活性，就很难避免其对正常细胞，特别是血液细胞靶向作用导致的"On-target，off-tumor"血液毒性。想要在设计中侧重与其他药物的联合，就会削弱单抗本身的抗肿瘤效果，对未来的临床推进埋下"谁因谁果，1+1 是否＞ 2"的疑问。

CD47 通路的研发是否仅仅只能在疗效 - 安全性之间做精妙平衡呢？不是的，这仅仅是可行的方案之一。在抗体开发上，除了对 IgG 亚型的选择外，还可以通过抗体筛选策略，在维持 CD47 单抗对肿瘤的识别能力基础上，降低 CD47 单抗对红细胞结合的亲和力，从而降低药物的毒性，提高可耐受剂量（I-lab: Lemzoparlimab 反向筛选特殊表位，或采用与CD47 特异性结合的 SIRPa 结构域）；此外，机制上的突破给 CD47 通路提供了更多的可能。联合另一靶点的双抗开发，进一步通过双靶点增加对肿瘤细胞的选择性，降低副作用。相关探索包括 PD-（L）1、SIRPα、CLDN18.2、CD20、CD33、CD38、CD40、CD19、FLT3、4-1BB 等，已经见到临床报道。此外，围绕着 CD47 所在的"Don't eat me"通路，科学家和产业界也在不断的深入挖掘着背后机制，包括开创者欧文 . 韦斯曼博士，在完成 I 期临床试验的概念验证后，陆续发现包括 CD24、PD-L1在内其他 3 条 CD47 耐药背后所存在的冗余信号通路机制，也提示了针对"别吃我"通路所需要的更复杂和全面的患者分层和筛选思路。而在业界，针对 SIRPα 的抗体，融合蛋白，小分子 CD47 调控剂，CD24 单抗的开发也成为摸索的方向之一，并已在临床试验中得到初步的验证见图 3.7。

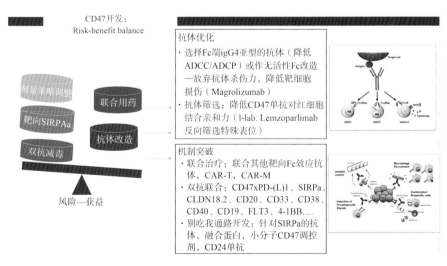

图 3.7 新时代的 CD47 通路开发思路：不只是单抗

旧 CD47 单抗时代的落幕后，我们是否看到 CD47 开发的新时代的曙光？答案是肯定的。临床数据统计，目前目前全球仅进入临床阶段的 CD47 相关药物管线就有共计 68 条，类型涵盖了单抗、双抗、融合蛋白、小分子抑制剂等。其中国内企业布局的管线超过了半数，是 CD47 赛道的主力军。研发进度靠前的企业包括信达生物、天境生物、康方生物、迈威生物、翰思生物、宜明昂科等。其中辉瑞公司布局 TTI-621 及 622 两款 SIRPa 融合蛋白（TTI-621 为 IgG1 亚型，TTI-622 为 IgG4 亚型），利用特殊的 SIRPα 亚型特异性结合肿瘤表面 CD47 的结构域，从而减少血液毒性。选择"ALL IN"适应性免疫途径的宜明昂科公司围绕 CD47、CD24 等主要靶点，已建立由 14 款候选药物组成的丰富产品管线，并在 2023 年 9 月成功登陆港股。

除了产业界和投资界的热情外，临床试验端也带来一些希望。2023 年，ASPEN-06 研究成为首次在实体瘤领域显示 CD47 抑制剂活性的随机对照研究。ASPEN-06 是一项随机 2 期试验，探究 Evorpacept（靶向 CD47 的 Fc 灭活融合蛋白，最小化毒性）结合赫赛汀、雷莫西尤单抗和紫杉醇，用于治疗 HER2 阳性胃或胃食管交界处（"GEJ"）癌后线患者疗效。治疗组总有效率为 52%，而对照组为 22%。与对照组的 7.4 个月相比，evorpacept 联合治疗组未达到中位反应持续时间。这些中期结果与 RAINBOW 研究中报告的 CYRAMZA+ 紫杉醇的疗效（ORR 为 28%，mDOR 为 4.4 个月）相比是有利的。evorpacept 的安全性与以前的临床试验一致，耐受性良好。基于这项研究数据，ALX Oncology 计划于 2024 年底进一步启动Ⅲ期临床研究。2024 年 6 月 3 日，宜明昂科的 SIRPα-Fc 融合蛋白替达派西普。

Timdarpacept/IMM01 启动Ⅲ期临床试验，成为全球首款进入Ⅲ期阶段的 SIRPα 靶向药物。该研究是一项多中心、随机、开放标签、对照临床试验（n=202），旨在评估替达派西普（2.0 mg/kg，每周 1 次）联合替雷利珠单抗（200 mg，每 3 周 1 次）对比研究者选择的化疗方案（苯达莫司汀＋吉西他滨）治疗抗 PD-（L）1 单抗难治性经典型霍奇金淋巴瘤（cHL）患者的疗效和安全性。研究的主要终点为独立审查委员会（IRC）基于 Lugano 2014 淋巴瘤疗效评价标准评估的无进展生存期（PFS）。Ⅱ期 IMM01-04 研究结果显示，33 例既往接受 PD-（L）1 抗体治疗失败后的cHL患者接受替达派西普联合替雷利珠单抗治疗后，客观缓解率（ORR）为65.6%（21/32），实现完全缓解（CR）的患者比例为18.8%（6/32），疾病控制率（DCR）达到了93.8%（30/32）。此外，联合治疗耐受性良好，无发生因药物相关不良反应导致的永久停药情况。以这两款药物为例，全球多款SIRPa靶向药已进入临床阶段，围绕CD47通路的药物开发方兴未艾见图3.8。

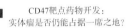

CD47靶点药物开发：实体瘤是否仍能占据一席之地？

首次在实体瘤领域显示CD47抑制剂活性的随机对照研究

关键入组标准

HER2阳性晚期/转移性胃/胃食管交界处腺癌

2线或3线治疗

✗ No prior treatment: Anti-CD47 agent, an anti-SIRP agent or ramucirumab.

✓ Prior treatment ok: Trastuzumab deruxtecan (Enhertu) and checkpoint inhibitors

ASPEN-06 randomized phase 2
👤 N=122

1:1随机入组EVORPACEPT联合TRP或TRP+安慰剂方案

Evo 30 mg/kg (Q2W) +T·R·P vs. Control: +T·R·P

◎ 主要终点为疾病应答率，次要终点为缓解持续时间、无进展生存时间和总生存时长

	Evo +T R P 👤 N=27	Control: +T R P 👤 N=27
Confirmed objective response	52%	22%
Complete response	4%	0%
Partial response	48%	22%
Duration of response	NR [3.6, NR]	7.4 [3.5, NR]

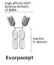

High affinity CD47 binding domains of SIRPa

Inactive Fc domain

Evorpacept

· ASPEN-06是一项随机2期试验，探究Evorpacept结合赫赛汀、雷莫西尤单抗和紫杉醇，用于治疗HER2阳性胃或胃食管交界处（"GEJ"）癌后线患者疗效

· 治疗组总有效率为52%，而对照组为22%。与对照组的7.4个月相比，evorpacept联合治疗组未达到中位反应持续时间。这些中期结果与RAINBOW研究中报告的CYRAMZA+紫杉醇的疗效（ORR为28%，mDOR为4.4个月）相比是有利的

· evorpacept的安全性与以前的临床试验一致，耐受性良好

ASPEN-06 IA Data as of 29 August 2023

图3.8　新时代的CD47药物临床开发：SIRP-a融合蛋白
Evorpacept在HER-2阳性胃或胃食管交界处癌后线联合显示杰出疗效

1.3　总结

· CD47为巨噬细胞检查点抑制剂，靶向CD47的抗体药物传递解除吞噬抑制信号，可与Fc效应抗体的促吞噬信号协同。

· CD47单抗药物特征：在靶毒性高，安全窗窄；抗体沉没效应影响PK，需要更高剂量及高频繁给药。CD47靶点研发是平衡疗效与毒性的精妙体现。

· 开发一波三折，旧CD47单抗时代艰难落幕，沉舟侧畔千帆过，后CD47时代厮杀依然激烈见图3.9。

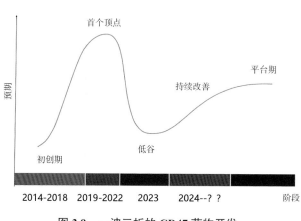

图 3.9　一波三折的 CD47 药物开发

2 案例解析和对未来新药开发的启示

2.1　CD47 药物独特的成药性，药效与毒性的平衡策略

对于抗体类药物，FcR 介导的 ADCC 作用、抗体依赖性细胞介导的吞噬作用（Antibody dependent Cell-mediated Phagoaftosis，ADCP）、补体依赖的细胞毒性作用（Complement dependent Cytotoxicity，CDC）是其重要发挥抗肿瘤功能的重要机制之一，但是也带来了潜在的 on-target，off-tumor 的可能。CD47 靶点在肿瘤细胞上广泛表达并上调，而在血液细胞中（红细胞，血小板）中也起着调节作用。在 I 期临床试验中，已经从 PKPD 数据中对 CD47 单抗成药特性有了更多理解：在靶毒性高，对于血液相关安全性需特殊关注；抗原沉没效应对 PK 影响大，达到预期药效需要更高剂量及高频繁给药。如何平衡疗效与毒性，也是 CD47 抗体类药物的关键所在。

针对这一问题，不同的研发产生了不同的思路和产品。以吉利德 Magrolumab 为例，采用 IgG4 改造，低剂量预激给药降低血液学毒性的程度及持续时间，在疗效上，单药活性有限，早期采用了联合其他单抗类的开发策略。ALX oncology 的 Evorpacept 采用 SIRPa-Fc 融合蛋白，通过亲和力筛选和 Fc 端功能失活的方式，临床上看到安全性良好，无严重

TRAE，但单药活性有限，联合 HER-2 GC，PD-1 HNSCC 初步疗效，而血液瘤 MDS/AML 中止开发。辉瑞旗下两款药物 TTI-621 及 TT1-622，在 SIRPa-Fc 融合蛋白基础上分别采用了 IgG1 和 IgG4 的构型，两款产品的临床早期数据也可以看到 Fc 端亚型选择带来的血液学毒性上的差异。TTI-621 的最大耐受剂量为 0.2 mg/kg QW，受体占有率为 33% ~ 55%，血小板减少症发生率 26%（其中 3 级发生率＞20%），贫血发生率 13%（其中 3 级发生率＞9%）；而 TTI-622 未达最大耐受剂量，目前血小板减少症发生率 21%（其中 3 级发生率＞5%），贫血发生率 9%（其中 3 级发生率＞2%）。在疗效上，TTI-661 联合利妥昔单抗治疗后线弥漫大 B 细胞淋巴瘤 DLBCL 的 I 期临床试验 ORR 为 29%，TTI-662 联合利妥昔单抗治疗后线弥漫大 B 细胞淋巴瘤 D 的 I 期临床试验 ORR 为 21%，尽管无法简单通过直接数据比较两款药物的疗效，但是这两款药物不同的开发思路确实带来了疗效上的差异性。表 3.1 总结目前临床探究阶段针对 CD47 的抗体及融合蛋白类药物的 I 期安全性及疗效数据。

2.2 新时代下 CD47 给药方案及联合策略

卢启应：如前所述，CD47 单抗药物在受体占有率上表现出的沉没效应，提示其给药必须要达到一定浓度，才可以进一步发挥药效。因此在目前临床开发上，多数 CD47 药物的给药周期都相对较短，以每周 1 次或每 2 周 1 次为周期（Magrolumab 每周 1 次给药，Evorpacept 每 2 周给药 1 次，替达派西普每周 1 次），静脉输注为主要给药途径。频繁的给药在一定程度上带来了临床应用的难度，也为其他药物的联合带来了挑战。

CD47 与其他机制联合原理方面包括了：①适应性免疫与固有免疫的协同。② IgG 抗体 Fc 端所介导的 ADCC、ADCP、CDC 等效应。因此该通路靶点与其他 IgG 类治疗性抗体联合，存在理论上增效及克服耐药的可能性。CD47 药物联合 PD-1 单抗在包括霍奇金淋巴瘤、铂耐药或难治性卵巢癌。联合抗 HER-2 药物、抗血管及化疗在 HER-2 阳性胃/胃食管交界癌中，与 Nectin-4 ADC 在尿路上皮癌，与化疗药物阿扎胞苷联合治疗骨髓增生异常综合征 MDS，紫杉醇类用于头颈部鳞状细胞癌、平滑肌肉瘤等软组织肉瘤、三阴性乳腺癌等。临床前方面，包括促进固有免疫通路（TLR），肿瘤微环境巨噬细胞 M1 极化，联合其他免疫检查点抑制剂及疗法（CTLA-4，CAR-T）在内的研究也在陆续进行中。

表 3.1 CD47 的抗体、融合蛋白及双抗类药物的安全性及疗效数据总结

抗体	Magrolumab	Evorpacept	TTI-621	TTI-622	来佐利单抗	Timdarpacept	6MW3211
结构改造	IgG4 改造 CD47 单抗	SIRPα-Fc 失活融合蛋白	SIRPα-Fc（IgG1）融合蛋白	SIRPα-Fc（IgG4）融合蛋白	抗体反向筛选独特 CD47 识别表位	SIRPα-Fc（IgG1）融合蛋白	CD47/CD19 双抗不结合红细胞
MTD	30 mg/kg, CD47 RO 100%	15 mg/kg CD47 RO 接近 100%	0.2 mg/kg QW, RO 33 ~ 55%	MTD 未定，0.2 mg/kg QW RO > 60%	No MTD，无明显沉浸效应	2.0 mg/Kg，外周血 RO 10% ~ 15%	Not disclosed
安全性	贫血 57%，血小板减少 17%，淋巴细胞减少 34%	安全性良好，无严重 TRAE	血小板减少 26%（G3 > 20%），贫血 13%（G3 >9%）	血小板减少 21%（G3 > 5%），贫血 9%（G3 > 2%）	贫血 30%，疲劳 25%，输液反应 20%，均为 1 ~ 2 级	联合 PD-1 安全性，WBC 减少（48.5%），PLT 减少（42.4%），贫血（36.4%），三级以上 TRAEs 45.5%	/
疗效	联合为主单药 ORR 5% 实体瘤（≥20 mg/kg）	单药活性有限，联合 HER2 三药 GC/GEJ,PD-1 HNSCC 见初步疗效，MDS/ AML 中止开发	淋巴瘤单药 18 ~ 29% ORR（up to 0.5 mg/kg）联合 Rituximab 后线 DLBCL ORR 29%, T-NHL 21%	淋巴瘤单药 33% ORR（0.8 ~ 8 mg/kg）联合 Rituximab 后线 NHL ORR 21%, DLBCL 10% (2/19)	最小化 RBC 结合	联合 PD-1 治疗 PD-1 耐药复发难治经典型霍奇金淋巴瘤，ORR 65.6%，DCR 93.8%;	/
	需预激给药		不结合 RBC	不结合 RBC	最小化 RBC 结合		

2.3 **CD47 药物适应证选择的考量，血液病还是实体瘤？**

王双：CD47 药物的适应证探索并不是二选一的。欧文．韦斯曼博士在 MDS 及 AML 中的扎实基础研究提供了 AML 干细胞高表达 CD47，并可通过 CD47 阻断单抗抑制实现肿瘤缓解的理论基础。此外，血液肿瘤的探索本身也有不少的优势。无实体肿瘤的免疫抑制微环境，血象的降低可预期。基于 MDS 及 AML 的研究数据也获得了 FDA 的快速通道审批政策。后续 CD47 单抗类药物开发也仍然围绕着血液肿瘤进行布局，尽管已有的几款 CD47 单抗因为安全性或疗效不足相继宣告血液肿瘤研发的失败，随着如前所述的靶点改造，新款 CD47 通路药物的安全性较前有所提高，这也允许了更高的剂量和连用可能，我们仍然对 CD47 在血液肿瘤中的疗效Ⅲ期数据保持期待。

李宁：实体瘤免疫治疗不可避免地存在诸多障碍，包括肿瘤免疫微环境、递送屏障等。这也提示了在实体瘤领域选择合适的联合措施、通过药效 biomarker 筛选可能获益人群的重要性。随着免疫治疗的发展，肿瘤微环境其他影响因子，包括 Treg、MDSC、M2 Macrophage 对免疫治疗的重要性被逐渐被发现，特别是在 ICI 耐药的患者中。但靶向肿瘤微环境因子的疗法开发仍需要更多的机制及 biomarker 的转化性研究。目前我们已经在随机对照研究中看到了 CD47 通路药物联合其他靶 / 免 / 化疗药物在经治 HER-2 阳性胃 / 胃食管交界癌中的有效性，初步确证了 CD47 通过巨噬细胞调节，与其他疗法联合的协同作用。当前实体瘤的研发思路仍然以联合其他药物，在既有适应证中尝试克服耐药的挑战。我们也期待随着更多临床数据和临床前探索的出现，为 CD47 疗法的适应证选择，biomarker 人群富集，耐药机制提供更多的数据和转化空间。

第 4 章

从非临床向首次人体试验
跨越的安全风险管控

——STING-ADC 治疗晚期实体瘤的 Ⅰ 期临床试验

引言

XMT-2056 是由 Mersana Therapeutics 公司开发的一款新型 ADC 药物，旨在通过抗体靶向递送 STING 免疫激动剂来治疗癌症。XMT-2056 结合了单克隆抗体的特异性和免疫激动剂的抗肿瘤作用，旨在提高抗肿瘤疗效的同时，减少对正常细胞的损害。早在项目初期，XMT-2056 就收获了行业大量的关注，是 Mersana 公司的一款明星产品。然而，尽管设计理念先进，实际应用中仍面临显著的安全性挑战。

2023 年 3 月 13 日，Mersana 宣布 XMT-2056 的 Ⅰ 期临床试验被美国食品药品监督管理局（FDA）紧急叫停。这一决定是由于在 XMT-2056 的 Ⅰ 期临床试验的剂量爬坡阶段最低剂量组中出现了 1 例死亡事件。

此次叫停事件不仅对 Mersana 公司带来了直接的影响，也对整个 ADC 领域产生了深远的影响。业内专家开始更加关注 ADC 药物的安全性，特别是在早期临床试验中的风险监测和管理。Mersana 公司在事件后表示，将与 FDA 密切合作，调查事件的具体原因，并采取必要的措施改进药物设计和临床试验方案，以确保未来试验的安全性。

本章节将围绕着 XMT-2056 探讨创新疗法的临床试验的安全性。

1 回溯研究的背景

1.1 疾病背景

人类表皮生长因子受体 2（human epidermal growth factor receptor 2，HER2）是一种跨膜酪氨酸激酶受体，属于 ErbB 受体家族。HER2 在细胞生长、分化和修复过程中发挥重要作用。HER2 受体由胞外域、跨膜域、胞内域 3 个主要部分组成：胞外域负责结合配体，跨膜域锚定受体在细胞膜上，胞内域具有酪氨酸激酶活性，参与信号传导。HER2 本身没有已知的配体，但它可以与其他 ErbB 受体（如 EGFR/ErbB1、HER3/ErbB3、HER4/ErbB4）形成异二聚体，或者以同二聚体形式存在。二聚化后，HER2 的胞内酪氨酸激酶区域被激活，从而激活下游信号通路，包括 MAPK 和 PI3K/AKT 通路，促进细胞增殖和生长。

HER2 基因的扩增或蛋白质的过度表达与多种癌症的发生和发展密切相关。这些癌症通常具有更高的侵袭性和较差的预后。主要的 HER2 相关癌症包括：

乳腺癌：HER2 阳性乳腺癌约占所有乳腺癌病例的 15% ~ 20%。这些癌症通常具有更高的生长速度和转移潜力。HER2 阳性乳腺癌患者的预后在没有靶向治疗的情况下通常较差。

胃癌：HER2 阳性胃癌（包括胃食管结合部癌）约占胃癌患者的 10% ~ 20%。HER2 的过度表达与胃癌的侵袭性和较差的预后有关。

卵巢癌：尽管不如乳腺癌和胃癌常见，一些卵巢癌患者也表现出 HER2 过度表达，这与疾病的侵袭性和耐药性相关。

膀胱癌：部分膀胱癌患者存在 HER2 过度表达，这与肿瘤的进展和转移相关。

肺癌：特别是非小细胞肺癌中，有一部分患者会有 HER2 突变或扩增，这种情况在治疗上也具有挑战性。

1.2 药物研发历程

1.2.1 项目启动阶段　2018 年，Mersana Therapeutics 公司启动了 XMT-2056 项目，目标是开发一种新型的抗体 - 药物偶联物（ADC），用于治疗 HER2 阳性的实体肿瘤。Mersana 选择 HER2 作为靶点，因为它在多种实体肿瘤中过度表达，且已有的 HER2 靶向治疗显示出显著疗效，并决定使用自身的免疫合成 STING 激动剂平台，这一平台能够将免疫激动剂与抗体结合，增强抗肿瘤免疫反应。

1.2.2 药物设计与优化阶段 2019 年，项目团队专注于 XMT-2056 的药物设计与优化，包括：抗体筛选（筛选出与 HER2 高亲和力结合的单克隆抗体）、药物连接子设计（设计稳定的连接子，确保药物在体内的靶向递送和释放）、STING 激动剂筛选（选择合适的 STING 激动剂，以确保其在 HER2 阳性肿瘤微环境中的有效性）3 部分。通过体外实验和动物模型测试，Mersana 优化了 XMT-2056 的药物结构，确保其在体内具有良好的药代动力学特性和抗肿瘤活性。

1.2.3 临床前研究阶段 2020 年，XMT 2056 进入临床前研究阶段。主要完成药效学研究、安全性评估与机制研究。Mersana 在多种 HER2 阳性肿瘤模型中测试 XMT-2056 的抗肿瘤活性，结果显示其具有显著的抗肿瘤效果；进行了 GLP 标准的毒理学研究，评估 XMT-2056 的安全性和耐受性；研究 XMT-2056 的作用机制，确认其通过激活 STING 信号通路诱导抗肿瘤免疫反应。

1.2.4 临床试验阶段 获批：2021 年，基于临床前研究的积极结果，Mersana 公司向 FDA 提交了 XMT-2056 的 IND（新药临床试验申请）。FDA 批准了该申请，允许 XMT-2056 进入临床试验阶段。

临床试验启动：2022 年，XMT-2056 的 Ⅰ 期临床试验在多家临床中心启动，主要目标是评估其安全性、耐受性和药代动力学特性。试验设计包括剂量递增研究和初步疗效评估。

临床试验暂停：2023 年 3 月 13 日，由于在剂量爬坡的初始剂量组发生的 1 例 5 级（致命）严重不良事件（Seveaus Adverse Event，SAE）引发了对药物安全性的担忧，Mersana Therapeutics 公司宣布自愿暂停 Ⅰ 期临床试验，以便进行更深入的安全性评估。FDA 随后正式对该试验实施临床暂停（Clinical Hold），要求公司提供更多的数据和分析，以确保患者的安全（图 4.1）。

暂停解除：在暂停期间，Mersana Therapeutics 公司与 FDA 密切合作，进行了详细的安全性评估和数据分析。经过几个月的审查和改进，FDA 最终在 2023 年 10 月 31 日解除对 XMT-2056 Ⅰ 期临床试验的临床暂停，允许试验重新启动。

Mersana

Mersana Therapeutics 宣布 XMT-2056 1 期临床试验临床暂停

2023年3月13日07:30，来源：Mersana Therapeutics公司

　　马萨诸塞州剑桥，2023 年 3 月 13 日（GLOBE NEWSWIRE）-- MERSANA THERAPEUTICS公司（纳斯达克股票代码：MRSN）是一家临床阶段的生物制药公司，专注于发现和开发针对高度未满足医疗需求领域的癌症的抗体-药物偶联物（ADC）管线，今天宣布 XMT-2056 的 1 期试验已被美国食品和药物管理局（FDA）暂停临床试验。此前，该公司已与 FDA 沟通，称 MERSANA 自愿暂停试验，原因是最近发生了被认为与 XMT-2056 相关的 5 级（致命）严重不良事件（SAE）。SAE 及其原因仍在调查中。

　　XMT-2056 是 MERSANA 首个进入临床的 STING 免疫激动剂 ADC 候选产品，SAE 发生在第二名患者中，该患者在既往接受过治疗的 HER2+ 复发性或转移性实体瘤患者的 1 期试验剂量递增部分的初始剂量水平入组。在临床暂停期间，不会有患者被纳入试验或给药。

　　"根据我们对患者安全的坚定承诺，我们一直积极主动地应对这一事件。随着临床暂停，我们对 XMT-2056 的工作现在集中在全面分析该 SAE 所需的工作，并考虑可能的下一步开发步骤，"MERSANA THERAPEUTICS 总裁兼首席执行官 ANNA PROTOPAPAS 说。"与此同时，我们的 UPRI 和 XMT-1660 临床试验继续取得进展，这些试验仍然不受影响。"

图 4.1 Mersana 公司宣布暂停 XMT-2056 的 Ⅰ 期临床试验

　　临床试验重启：2024 年第一季度，Mersana Therapeutics 公司在其业务更新中宣布，XMT-2056 的 Ⅰ 期临床试验已重新开放临床站点，并恢复了患者招募。

1.3 药物结构与作用机制

　　干扰素基因刺激因子（Stimulator of interferon genes，STING）激活类抗体药物偶联物是一类新型的癌症治疗药物，旨在结合 ADC 的靶向递送功能与 STING 通路的免疫激活作用，从而增强抗肿瘤免疫反应。STING 激活类 ADC 的具体作用机制如下。

　　①靶向特定抗原：STING 激活类 ADC 的抗体部分专门识别并结合在肿瘤细胞表面表达的特定抗原。这些抗原通常在癌细胞中高表达，而在正常细胞中低表达或不表达，从而提供了选择性靶向肿瘤细胞的基础。

　　②内化过程：当 STING 激活类 ADC 的抗体部分与肿瘤细胞表面的抗原结合后，整个 ADC 复合物会被细胞通过内吞作用吸收入细胞内部。

　　③裂解和药物释放：在肿瘤细胞内，STING 激活类 ADC 的连接子（linker）设计成在特定的细胞内环境（如低 pH 值或特定酶的存在）下裂解，从而释放出 STING 激活剂。

④STING 通路激活：释放出的 STING 激活剂在肿瘤细胞或肿瘤微环境中的免疫细胞（如树突状细胞、巨噬细胞）内发挥作用，主要包括 STING 激活（STING 激活剂与 STING 蛋白结合，激活 STING 信号通路）与信号传导（激活的 STING 通路通过下游信号分子（如 TBK1 和 IRF3）传导信号，最终导致 I 型干扰素（如 IFN-β）和其他促炎性细胞因子的产生）过程。

⑤免疫激活和抗肿瘤效应：通过激活 STING 通路，STING 激活类 ADC 能够诱导强烈的抗肿瘤免疫反应。首先是免疫细胞激活，I 型干扰素和其他细胞因子的产生能够激活树突状细胞、巨噬细胞和 T 细胞等免疫细胞。其次是 T 细胞介导的杀伤作用，激活的 T 细胞能够识别并杀伤肿瘤细胞，从而增强抗肿瘤效应。另外还可以通过激活适应性免疫系统，可能形成长期的免疫记忆，防止肿瘤复发。

通过结合 ADC 的靶向递送功能和 STING 通路的免疫激活作用，STING 激活类 ADC 提供了一种新颖且有潜力的癌症治疗策略，能够同时实现直接杀伤肿瘤细胞和增强抗肿瘤免疫反应。

Mersana 公司的 XMT-2056 就是这样一款典型的 STING 激动剂类 ADC，由抗体、连接子、载荷 3 部分构成，见图 4.2。

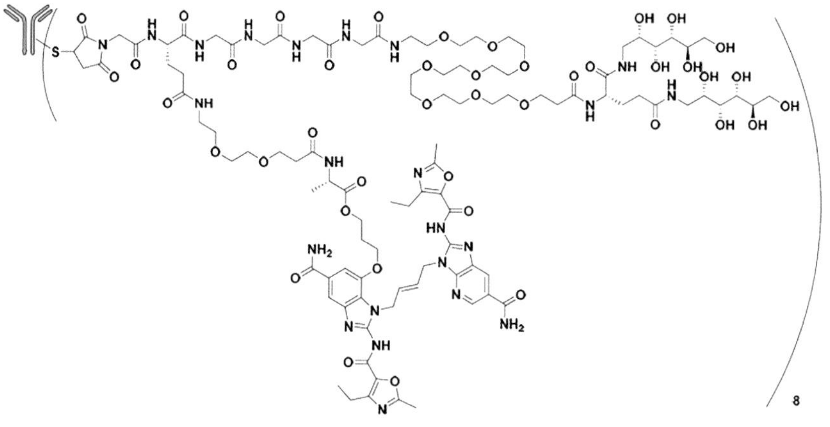

图 4.2　XMT-2056 结构示意图

XMT-2056 的抗体选择的是 HT-19，HT-19 是一种 HER2 靶向抗体，但它结合 HER2 的新表位，不与曲妥珠单抗或培妥单抗竞争结合，拥有与既有的 HER2 靶向药物联合用药的潜力。连接子选取的是一款可裂解的连接子。有效载荷选择的是一种专为 ADC 设计的新型 STING 激动剂有效载荷 XMT-1616，与 GSK 推出的 STING 激动剂 gsk3745417 结构非常类似，将 GSK 分子中的吡唑换成恶唑环，吗啉换成羟基，具有更强大的免疫激动活性，见图 4.3。

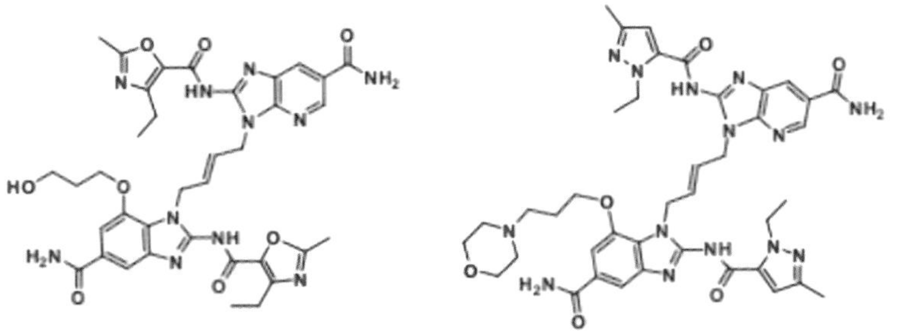

MERSANA公司STING激动剂载荷部分   GSK公司STING激动剂

图 4.3 XMT-2056 载荷部分与 GSK 的 STING 激动剂产品的结构对比

1.4 药物临床前结果

2020 年，XMT-2056 进入临床前研究阶段，主要包括药效学研究、药代动力学研究和安全性评估。

1.4.1 药效学研究 在多种 HER2 阳性肿瘤模型中，XMT-2056 展示了强大的抗肿瘤活性。在体外细胞实验中，XMT-2056 在多种 HER2 阳性癌细胞系中表现出显著的细胞毒性，抑制细胞增殖。在动物模型实验中，XMT-2056 在小鼠异种移植肿瘤模型中显著抑制了 HER2 阳性肿瘤的生长，具体结果包括肿瘤体积缩小（与对照组相比，接受 XMT-2056 治疗的小鼠肿瘤体积显著缩小）与生存期的延长（XMT-2056 治疗组的小鼠生存期显著延长，显示出良好的抗肿瘤效果）。

1.4.2 药代动力学研究 药代动力学研究评估了 XMT-2056 在体内的吸收、分布、代谢和排泄特性。主要研究结果包括：血浆半衰期：XMT-2056 在动物模型中的血浆半衰期较长，表明其具有良好的体内稳定性。组织分布：XMT-2056 在肿瘤组织中的浓度较高，表明其能够有效地靶向 HER2 阳性肿瘤细胞。代谢和排泄：XMT-2056 主要通过肝脏代谢，并通过肾脏排泄，代谢产物无明显毒性。

1.4.3 安全性评估 XMT-2056 在临床前毒理学研究中表现出良好的

安全性和耐受性。在急性毒性研究中，小鼠和大鼠的急性毒性研究显示 XMT-2056 在多种剂量下均未引起严重的毒性反应。在重复剂量毒性研究中，犬和猴子的重复剂量毒性实验显示，XMT-2056 在多次给药后未引起明显的器官毒性，主要观察指标包括血液学、血清生化指标和组织病理学分析，结果均未显示显著的毒性。而安全性窗口的研究也显示 XMT-2056 具有较宽的安全性窗口，表明其在临床应用中具有良好的耐受性。

1.5 同类产品研究概况

肿瘤细胞释放损伤相关分子模式（DAMPs），与模式识别受体（PRRs）如 Toll 样受体（Toll-like receptors，TLRs）和 STING 相互作用，激活先天免疫并引发抗肿瘤炎症反应。TLRs 和 STING 通过识别特定分了，启动炎症因子和干扰素的产生，增强抗肿瘤免疫。然而，这类药物靶点广泛，全身给药可能导致免疫系统过度活化，引发严重不良反应，因此常采用瘤内注射。目前，TLR 和 STING 激动剂尚未获批，临床效果不理想。抗体 - 药物偶联物（ADC）技术通过将这些激动剂与单克隆抗体偶联，靶向递送至肿瘤细胞，既提高了药物浓度和抗肿瘤效果，又减少了全身毒性，为肿瘤免疫治疗提供了新的可能。

目前进入临床试验阶段的免疫激动类 ADC 药物主要分为 TLR 类激动剂偶联抗体和 STING 偶联抗体，见表 4.1。

表 4.1　部分免疫激动类 ADC 药物

公司	产品	载荷	靶点	适应证	研发阶段	原因
Mersana	XMT-2056	STING 激动剂	HER2	局部晚期或转移性实体瘤	Ⅱ 期	爬坡阶段出现死亡
诺华	NJH395	TLR7 激动剂	HER2	HER2 阳性非乳腺癌	Ⅰ 期研究中止	疗效不足，TRAEs，ADA
Bolt Therapeutics	BDC-1001	TLR7/8 双激动剂	HER2	HER2 阳性晚期实体瘤	Ⅰ/ Ⅱ 期停止开发	药效不满足预期
Silverback	SBT6050	TLR8 激动剂	HER2	HER2 阳性晚期 / 转移性实体瘤	Ⅰ 期终止管线	疗效不足，AE

续表

公司	产品	载荷	靶点	适应证	研发阶段	原因
Silver back	SBT6290	TLR8 激动剂	Nectin4	/	Ⅰ期 终止管线	/
Tallac Biopharma	TAC-001	TLR9 激动剂	CD22	/	Ⅰ/Ⅱ期	/
Immune sensor	IMSA201	STING 激动剂	EGFR	/	Ⅰ期	/
武田	TAK-500	STING 激动剂	CCR2	/	Ⅰ期	/
Sutro	STRO-001	TLR	CD74	多发性骨髓瘤	Ⅰ期	孤儿药
Sutro	STRO-002	TLR	FoIRa	/	Ⅰ期	加速批准
加科思	JAB-X1800	STING 激动剂	CD73	/	临床前	/
Curadev Pharma	CRD5500 ADC	STING 激动剂 CRD5500	/	/	临床前	/
Ryvu/ Exelixis	/	STING 激动剂	/	/	临床前	/

目前有诺华、Mersana、Bolt、Silverback、Tallac、Immunesensor、武田、Sutro 等公司在免疫激动类 ADC 领域进行了布局，并拥有至少一款进入临床试验阶段的管线。

2023 年 3 月 13 日，Mersana 由于 XMT-2056 的 Ⅰ 期临床试验的剂量爬坡阶段最低剂量组中出现的死亡事件而紧急叫停了其 Ⅰ 期其临床试验。

诺华的靶向 HER2 的 ADC，NJH395，通过不可切割 Linker 把 TLR7 激动剂与抗 HER2 抗体结合。在 Ⅰ 期试验（NCT03696771）中，由于疗效不足及 TRAEs 的普遍发生和所有患者产生 ADA 形成，该研究中止。

Bolt Therapeutics 的产品 BDC-1001 是一种基于曲妥珠单抗通过不可切割 Linker 与 TLR7/8 激动剂结合的药物。BDC-1001 正在晚期 HER2+ 实体瘤患者进行 Ⅰ / Ⅱ 期试验，单药或与抗 PD-1 抗体 nivolumab 联合使用；

BDC-1001 与 pertuzumab 联合的Ⅱ期试验也正在进行中（NCT05954143），虽然 BDC-1001 临床上严重的毒副作用很少，且没有 ADA 形成，BDC-1001 在Ⅰ期中显示出近 30% 的 ORR。但是在 2 期临床试验的疗效数据令人失望，同时剂量爬坡存在严重问题，QW 给药毒性很大，最终 Bolt 决定停止 BDC-1001 的进一步开发。

2021 年 9 月，Silverback 在 ESCO 会议上公布了其产品 SBT6050 的 1/1b 临床中期数据，治疗 14 可评估患者 ORR 仅 7%。2022 年 3 月 31 日，Silverback 宣布终止 SBT6050 项目，同时被放弃的还有 SBT6290。

就整体开发进度来看，免疫激动类 ADC 药物的开发处于非常早期的一个阶段，虽然免疫激动类 ADC 理念清晰，但在临床试验中很难跨过剂量爬坡这一关。目前全球免疫激动剂类 ADC 的临床管线进展均不理想，已被终止或进展不明。对于激动剂来说，TLRs、STING 等激动剂本身开发常伴有治疗窗口窄、全身毒性的问题，在疗效提升的同时毒性也将增大，在保证安全性的前提下提高药效确实不易，相较于传统 ADC 而言免疫激动类 ADC 的治疗窗口更难以把控。另一个限制是产生抗药物抗体，免疫激动类 ADC 可能会促进抗药物抗体的产生，影响药物的疗效。包括 Mersana 在内，诺华、Bolt Therapeutics、Silverback 已因为各种原因终止了免疫激动类 ADC 管线。目前第一梯队几家企业的接连失利也给这类偶联组合药物的开发蒙上了一层阴影，未来免疫激动类 ADC 能否转化为一种临床治疗手段仍待考察。

尽管在 2022 年存在 Silverback 彻头彻尾的失败以及 bolt 的负面信息，全球对于免疫激动类 ADC 的热情似乎并未衰退，尤其是国内也涌现了诸多新开发单位，似乎昭示了 STING 激动剂类 ADC 是未来很有前途的发展方向。

2 案例解析和对未来新药开发的启示

2.1 XMT-2056 的临床前数据是否存在待完善之处

根据 Mersana 公司披露的临床前数据，XMT-2056 的临床前研究有独立药理专家审核过，是符合新药开发的独立药理研究的常规流程的，流程没有缺陷。该试验动物毒理研究的 NOAEL（无可观察到的不良反应剂量）达到了 36 mg/kg，临床前毒理试验的数据也无问题。尽管如此，临床前研究和临床试验是新药开发过程中 2 个不同的阶段，每个阶段都有其独特的挑战和风险。临床前研究主要集中在实验室和动物模型中进行，旨在评估新药的药理学特性、安全性和有效性。这些研究通常包括一系列体外和体内实验，以确定药物的作用机制、代谢途径、毒性和潜在的副作用。动物毒理研究是其中一个关键环节，旨在确定药物的毒性剂量和潜在的副作用。在这些研究中，研究人员会给动物施用不同剂量的药物，并观察其生理和行为反应。例如，无可观察到的不良反应剂量是一个重要的指标，用于确定药物在动物模型中的安全剂量范围。

尽管临床前研究可以提供大量关于药物安全性和有效性的信息，但它们并不能完全预测药物在人体内的表现。人体的生理和病理过程比动物模型要复杂得多，因此在进入临床试验阶段时，仍然存在未知的风险和挑战。临床试验分为多个阶段，每个阶段都有其特定的目标和要求。Ⅰ期临床试验主要集中在评估药物在人体内的安全性和耐受性，通常在小规模的健康志愿者或患者中进行。XMT-2056 在Ⅰ期试验中出现的安全性问题并不一定意味着其临床前研究存在缺陷。Ⅰ期试验的目的之一就是发现和评估药物在人体内的潜在风险和不良反应。即使在临床前研究中表现出良好的安全性和有效性，新药在进入人体试验时仍可能出现未预见的问题。这可能与人体的复杂性、个体差异以及药物在不同生理环境中的行为有关。

2.2　药理毒理实验与临床试验安全性存在较大差异

临床前毒理试验的数据并无问题，但是在临床试验初始剂量下却出现了严重的安全性事件，这种现象并不少见。在 2010 年到 2020 年所有 FDA 批准的药物里，约 50% 的药物人体耐受剂量都是远超过动物，但是也存在小部分药物人体耐受剂量远小于动物。最常见的 2 类药物就是扩血管 / 缩血管药物以及免疫激动剂。其背后一个可能的重要原因是动物和人的种属差异。动物与人的种属差异体现在多个方面，对于免疫激动剂而言，人与动物的免疫系统的基因及外部环境的巨大差异，尤其是同时涉及先天免疫和适应性免疫的 STING 通路激动剂。因此，免疫激动剂类药物的动物毒理研究很难反映人体真实耐受剂量。此外，动物药理和毒理试验与临床试验安全性之间的巨大差异还可以源于药物代谢和分布的差异、靶蛋白表达的差异以及动物模型选择和实验设计的限制。这些差异使得动物模型在某些情况下难以完全模拟人类的反应，从而导致临床试验中出现意外的安全性问题。因此，在进行药物开发时，研究人员需要综合考虑这些因素，通过多种方法和模型进行验证，以尽可能提高新药的安全性和有效性。

2.3　ADC 类药物非临床研究设计和初始计量选择的策略

针对 ADC 类药物非临床研究设计里安全性考量，应该考虑可能存在潜在的免疫原性和脱靶效应问题。

免疫原性问题主要有抗药抗体产生、过敏反应、自身免疫疾病 3 类。

抗药抗体（Anti-Drug Antibodies, ADA）产生：新设计的 HER2 抗体可能被识别为外来物质，激发患者的免疫系统产生抗药抗体。这些抗药抗体可能中和抗体药物的作用，降低其疗效。抗药抗体的产生可能加速药物在体内的清除，导致药物在血液中的浓度降低，从而影响治疗效果。过敏反应：患者可能在接受治疗后出现急性过敏反应，表现为皮疹、瘙痒、呼吸困难等症状。有些患者可能在治疗一段时间后出现迟发性过敏反应，这种反应可能更难预测和管理。自身免疫疾病：新设计的抗体可能引发自身免疫反应，导致患者自身免疫系统攻击自身组织，引发自身免疫疾病。

在非临床研究设计中，可以通过体外试验和体内试验对免疫原性进行评估。体外实验可以通过体外实验评估新设计的 HER2 抗体是否会引发人类免疫细胞的反应。这些实验可以包括人类外周血单核细胞（Peripheral Blood Mononuclear Cell，PBMC）培养、细胞因子释放实验等。体内实验则在动物模型中评估抗体的免疫原性，观察是否产生抗药抗体以及这些抗体对药物疗效的影响。

脱靶效应问题主要来自于非特异性结合、交叉反应、药物分布异常 3 方面的原因。

非靶标组织结合：新设计的 HER2 抗体可能与非靶标组织中的蛋白质发生非特异性结合，导致药物在非靶标组织中积累，产生副作用。例如，HER2 抗体可能与其他类似的受体结合，影响正常细胞功能。与其他受体交叉反应：新设计的 HER2 抗体可能与其他受体发生交叉反应，特别是那些结构类似的受体。这种交叉反应可能导致非预期的生物学效应和毒性。药物异常组织分布：新设计的抗体可能在体内分布异常，导致在非靶标组织中积累。例如，抗体可能在肝脏、肾脏或其他器官中积累，导致这些器官的毒性。

脱靶效应评估主要通过生物分布研究和受体结合实验完成。生物分布研究通过放射性标记或荧光标记技术，研究抗体在体内的分布情况，评估其是否在非靶标组织中积累。受体结合实验则通过体外受体结合实验，评估新设计的抗体是否与其他受体发生非特异性结合或交叉反应。

综上所述，在新设计的 ADC 在开发过程中，必须全面评估其免疫原性和脱靶效应。这不仅包括体外和体内实验，还需要在临床试验中密切监测患者的免疫反应和药物分布情况。通过系统而全面的研究，可以最大限度地降低潜在风险，提高药物的安全性和有效性。

2.4 XMT-2056 的未来临床开发前景

XMT-2056 是一款靶向 HER2 的 ADC，其设计理念和技术创新展示了前沿科学的魅力。然而创新药物的开发过程充满了不确定性和风险，需要在非临床研究和临床设计中采取极其谨慎的策略。

对于 XMT-2056 而言，其在设计上采用了多项创新技术，包括新的表位、更高的药物抗体比（DAR 值）、聚合物连接子和免疫激动剂小分子载荷。这些创新旨在提高药物的稳定性、靶向性和抗肿瘤活性。XMT-2056 通过靶向新的 HER2 表位，试图克服现有 HER2 靶向疗法的耐药性问题。更高的 DAR 值意味着每个抗体分子携带更多的药物，这有望提高药物的效力。然而这也增加了毒性风险，因为药物抗体比的增加可能导致更强的副作用，特别是在高剂量下。新的聚合物连接子旨在提高药物的稳定性和释放速度，但其潜在的副作用和毒性风险需要进一步评估。免疫激动剂小分子载荷通过激活免疫系统来增强抗肿瘤效应，但也可能引发强烈的免疫反应，导致不可预见的副作用。对于 XMT-2056 而言，新的表位、高 DAR 值、新型聚合物连接子和免疫激动剂小分子载荷，大量的技术创新昭示着未知的可能性。在遭遇早期临床试验的风险管理失败事件之后，Mersana 采用的降低初始剂量的更为稳健的临床试验方案给了 XMT-2056 第二次尝试的机会，但是不是每个公司、每款药物都有这样的第二次机会。XMT-2056 的案例给了我们关于创新药开发充分的借鉴意义。

一方面，必须进行严格的临床前与临床试验评估创新药物的安全性风险。在进入临床试验之前必须进行严格的非临床研究，以充分评估药物的安全性和有效性。这包括体外细胞实验、动物模型实验等。这些研究可以帮助我们了解药物的药代动力学、药效学以及潜在的毒性风险。特别是对于全新的聚合物连接子和免疫激动剂，需要进行广泛的毒理学研究，以确保其在体内的安全性。由于动物模型与人类生理和代谢系统存在显著差异，这可能导致药物在动物体内表现出的安全性和有效性无法完全反映在人类体内。例如，一些药物在动物实验中表现出良好的耐受性，但在人类试验中可能引发严重的副作用。由于临床前试验的局限性，进入人体的临床试验也是不可或缺的。临床试验分为多个阶段，逐步评估药物的安全性和疗效。第一阶段（Ⅰ期）临床试验主要关注药物的安全性和耐受性，通过小规模的健康志愿者或患者试验，确定最大耐受剂量（MTD）和初步的安全性数据。然而，即便如此，Ⅰ期试验仍存在风险，因为首次在人类中使用的新药可能会引发不可预见的严重不良反应。为了尽量降低从临床前试验到临床试验过程中的安全性风险，研发人员和监管机构采取了一系列风险管理和监控措施。这包括严格的伦理审查、详细的试验设计、实时的安全数据监控以及紧急应对机制。

另一方面，再严谨的临床前与临床试验设计都无法完全避免来自创新药自身过度激进的药物设计带来的风险。创新药自身的特点就决定了从成药到临床前，再到临床阶段，创新药开发的每一步都意味着更大的风险。因此创新药物的开发需要在科学探索和风险管理之间找到平衡。尽管突破性的创新可能带来显著的临床和市场价值，但过于激进的创新策略可能引发不可预见的风险，甚至导致项目失败。创新应采取步进式、逐渐推进的方式。步进式创新强调在现有科学基础上逐步改进和优化，通过阶段性的小幅创新积累经验和数据。这种方式不仅可以降低技术和临床试验的不确定性，还能更好地管理和控制风险。例如，通过在已有药物的结构上进行小幅改进，或引入新的药物递送系统，可以逐步提升药物的疗效和安全性，而不会引发过大的风险。逐渐创新还意味着在每个阶段都进行严格的科学验证和风险评估，确保每一步的创新都基于可靠的数据和稳健的理论基础。通过这种方式，创新药物不仅能更安全地进入临床应用，还能在市场上取得更稳健的成功。

3　其他问题

Q：需要针对 XMT-2056 的载荷部分完成独立的药物毒理试验么？

王舟翀：从监管层面上来看，ADC 通常被视为一个整体进行安全性研究，而不是将其各个部分分开进行独立的毒理试验。审评机构通常不会要求企业针对 ADC 的载荷部分单独完成毒理试验，而是要求对整个 ADC 药物进行综合评估。这是因为 ADC 的药效和毒性是其各个组成部分（抗体、连接子和载荷）协同作用的结果，单独评估某一部分可能无法全面反映其在体内的行为和安全性。

然而，在科学性层面上，是否需要针对载荷部分完成独立的毒理试验需要 case by case 地进行讨论。具体到 XMT-2056，根据 Mersana 公司披露的数据，STING 激动剂小分子本身不可成单独成药。原因在于该小分子的渗透性太差，很难进入细胞，而 STING 通路的靶点在细胞核表面表达，即使血药浓度很高，STING 激动剂小分子也很难渗透进细胞而发挥作用。因此，单独针对载荷部分完成毒理试验可能并不必要，因为其在体内的有效性和毒性主要依赖于其作为 ADC 的一部分，通过抗体介导的靶向递送进入细胞。

对于新设计的 HER2 抗体部分，进行更多的研究是有必要的。HER2 抗体的设计具有较大的复杂性，可能存在自身免疫原性和脱靶效应。抗体的免疫原性指的是其可能引发免疫反应，导致患者产生抗药抗体，从而影响药物的疗效和安全性。脱靶效应则指的是抗体可能与非靶标蛋白结合，导致意外的副作用。因此，针对抗体部分进行独立的毒理试验，可以更好地评估其安全性和潜在风险。

在实际操作中，进行独立的毒理试验也需要考虑资源和时间的投入。毒理试验通常包括急性毒性、亚慢性毒性和慢性毒性研究，以及生殖毒性、致突变性和致癌性研究。这些研究需要大量的动物实验和时间，对于研发周期和成本都有较大影响。因此，企业在决定是否进行独立毒理试验时，需要权衡其科学价值和实际可行性。

此外，监管机构在审评过程中也会考虑已有的科学数据和类似药物的研究结果。如果已有的数据和文献能够提供充分的安全性信息，可能会减少对独立毒理试验的需求。例如，如果其他 STING 激动剂小分子已在类似的 ADC 药物中被广泛研究，并且显示出良好的安全性和有效性，那么针对 XMT-2056 的载荷部分进行独立毒理试验的必要性可能会降低。

综上所述，从监管层面上，ADC 通常作为一个整体进行安全性研究，不要求针对载荷部分单独完成毒理试验。然而，从科学性层面来看，是否需要进行独立毒理试验需要具体问题具体分析。对于 XMT-2056 的 STING 激动剂小分子，单独毒理试验可能并不必要，但对于新设计的 HER2 抗体部分，进行更多的研究是值得考虑的。企业在决策时需要综合考虑科学价值、资源投入和监管要求，以确保药物的安全性和有效性。

Q：XMT-2056 临床前与临床试验安全数据差异的可能原因有哪些呢？

王舟翀：首先，免疫系统的差异是一个关键因素。人类和动物的免疫系统在基因水平和功能上存在显著差异。人类的免疫系统更为复杂，涉及多种细胞类型和信号通路，这些通路在动物模型中可能并不完全相同。例如，STING 通路是一个关键的免疫通路，它在先天免疫和适应性免疫中都发挥重要作用。STING 通路激动剂在动物模型中可能表现出良好的耐受性，但在人类中可能引发过度的免疫反应，导致严重的副作用。这种差异可能是由于基因表达的差异、免疫细胞的分布不同以及外部环境对免疫系统的影响。

其次，药物代谢和分布的差异也是一个重要因素。动物和人类的药物代谢酶系统存在显著差异，这会影响药物在体内的代谢途径和速度。例如，一些药物在动物体内可能迅速被代谢和排泄，而在人类体内可能会累积，导致毒性增加。此外，药物在不同组织和器官中的分布也可能不同，这会影响药物的有效性和安全性。动物模型中的药物分布情况可能无法准确反映人类体内的情况，从而导致临床试验中出现意外的安全性问题。

再次，靶蛋白表达的差异也是一个关键因素。以 HER2 靶点药物为例，尤其是抗体药物偶联物（ADC）。ADC 药物在血浆中稳定存在，进入细胞后才会释放出活性成分。在正常的动物细胞中，HER2 的表达水平相对较低，因此在动物毒理研究中，释放的活性成分量有限。然而在临床试验中，入组的通常是 HER2 高表达的患者，尤其是晚期患者，其肿瘤负荷可能很大。这意味着在这些患者体内，ADC 药物会释放大量的活性成分，可能导致严重的副作用。这种差异在动物模型中难以完全模拟，从而导致临床试验中出现安全性问题。

最后，动物模型的选择和实验设计也可能影响毒理研究的结果。不同的动物模型对药物的敏感性不同，某些模型可能无法准确反映人类的反应。例如，啮齿类动物常用于毒理研究，但其免疫系统和代谢途径与人类有显著差异。非人灵长类动物虽然更接近人类，但其使用成本高且伦理问题复杂。因此，研究人员在选择动物模型时需要综合考虑多种因素，以尽可能提高研究结果的可靠性。

Q：DAR 值是不是越高越好呢？

章真：DAR 值在 ADC 药物开发中具有重要意义，但并不是越高越好。

高 DAR 值可以增强效力，意味着每个抗体分子携带更多的药物分子，从而增加了药物的效力。对于高表达靶标的肿瘤细胞，高 DAR 值可以提供更强的杀伤力，同时减少了给药频率，改善患者的生活质量；但反过来也增加毒性，可能导致药物在体内的非特异性释放，导致抗体的稳定性降低，增加在血液中的脱落风险，从而对正常组织产生毒性，同时也可能影响 ADC 药物的药代动力学特性，改变其在体内的分布和清除路径，增加非靶标组织的暴露。因此，新药研发一定要讲平衡，DAR 太高不好，太低也不好。但是从另一方面来说，所有的毒性都是与剂量相关的，抛开暴露谈毒性都是不恰当的。理论上说，无论 DAR 值高到多少，只能反应药物本身活性比较高，毒性比较大，不代表不能找到一个安全给药的剂量。

结合 XMT-2056 来说，XMT-2056 在开发过程中经历了多次临床试验调整，其 DAR 值的优化是关键的一环。初期的 XMT-2056 设计采用了较高的 DAR 值，以期望提高药物的效力。然而，临床试验结果显示，高 DAR 值的 XMT-2056 在某些患者中引发了严重的毒性反应。

面对高 DAR 值引发的毒性问题，Mersana 和 FDA 进行了详细的复盘分析。分析结果表明，通过调整给药剂量，可以在一定程度上降低毒性，同时保持药物的疗效。基于复盘分析的结果，Mersana 重新设计了 XMT-2056 的临床试验，采用了较低的给药剂量。新的临床试验结果表明，降低剂量后，XMT-2056 的安全性得到了显著改善，毒性反应明显减少。XMT-2056 的案例表明，通过合理的剂量调整，可以在一定程度上解决高 DAR 值引发的毒性问题，实现效力与毒性的平衡。

第 5 章

ADC 药物目标人群的优选策略

——TROP2-ADC 用于晚期非小细胞 肺癌后线治疗的 Ⅲ 期临床试验

引言

本章节将详细阐述近期关于 TROP2 靶向抗体药物偶联物结构见图 5.1 在非小细胞肺癌治疗领域的研究进展，特别是 EVOKE-01 研究的失败、其背后的原因以及对后续研究的启示，同时对比 TROPION-Lung01 和 SKB264 研究的成果，以期为未来的治疗策略提供洞见。

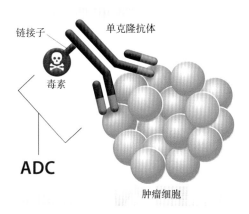

图 5.1 抗体药物偶联物结构示意图

EVOKE-01 是一项 Ⅲ 期临床试验，旨在评估 TROP2-ADC Trodelvy（一种针对 TROP2 的人滋养细胞表面糖蛋白抗原 2 的 ADC）在二线及以上的转移性 NSCLC 患者中的疗效。该研究未设定 TROP2 表达阈值，意味着所有符合纳入条件的 NSCLC 患者均可参与。尽管与标准治疗多西他赛相比，整体人群的总生存期（overall survival，OS）有所延长，但这种差异未达到统计学显著性。尤其值得注意的是，在既往对 PD-（L）1 抑制剂无响应的患者亚组中，中位 OS 延长超过 3 个月，覆盖了试验人群的约 60%，这提示了潜在的获益人群，但亚组分析未经预先设定，因此结果需谨慎解读。

1　回溯研究的背景

1.1　TROP2 简介

滋养细胞表面糖蛋白抗原 2（trophoblast cell surface antigen，TROP2），是近年来癌症研究中一个备受瞩目的靶标。作为一类 I 型跨膜糖蛋白，TROP2 在多个恶性肿瘤类型的细胞表面异常表达，参与调控细胞的生长、增殖、迁移和侵袭过程，与肿瘤的发生和发展有着密切的联系。其基因位于人类染色体 1p32，编码的蛋白属于 GA733 基因家族，与细胞信号传导和细胞周期调控机制紧密相关。

1.1.1　TROP2 的生物学功能　TROP2 在细胞内的信号转导活动中发挥多重作用。首先，它能够调节钙离子信号通路，进而影响细胞周期蛋白的表达，促进细胞周期进程。通过影响钙离子浓度，TROP2 还能间接激活 PI3K/AKT 信号通路，这是一个促进肿瘤增殖的关键途径。此外，TROP2 通过降低纤连蛋白的黏附作用，增强肿瘤细胞的迁移能力，从而促进肿瘤的侵袭和转移。研究还发现，TROP2 可通过激活 ERK-MAPK 信号通路调控细胞周期，以及通过与 IGF-1 相互作用激活 MAPK 途径，增强肿瘤细胞的生存能力，抵抗凋亡。

1.1.2　TROP2 与癌症的关系　在不同的肿瘤类型中，TROP2 的表达模式和临床意义各不相同。例如，在肺腺癌和肺鳞癌中，TROP2 的表达率分别高达 64% 和 75%，其中在肺腺癌中高表达与不良预后有关，而在肺鳞癌中其表达与预后的关系尚不明确。这种差异性提示 TROP2 在不同癌症中的作用可能受到肿瘤微环境和其他分子的影响。此外，TROP2 在三阴性乳腺癌（triple negative breast cancer，TNBC）中的高表达与肿瘤的侵袭性增加有关，提示其作为治疗靶点的潜在价值见图 5.2。

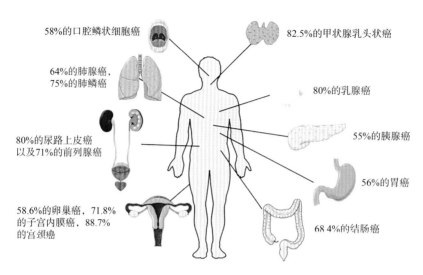

58%的口腔鳞状细胞癌

82.5%的甲状腺乳头状癌

64%的肺腺癌，75%的肺鳞癌

80%的乳腺癌

80%的尿路上皮癌以及71%的前列腺癌

55%的胰腺癌

56%的胃癌

58.6%的卵巢癌，71.8%的子宫内膜癌，88.7%的宫颈癌

68 4%的结肠癌

图 5.2　TROP2 在泛肿瘤中的表达谱

1.1.3　TROP2 作为治疗靶点　鉴于 TROP2 在多种恶性肿瘤中的频繁异常表达和其在肿瘤生物学中的作用，它成为了开发新型抗肿瘤药物的热门靶点。其中，抗体药物偶联物（ADC）是 TROP2 靶向治疗的重要形式之一。

1.2　SN-38

SN-38 作为一种重要的抗癌药物有效载荷，在抗体药物偶联物的研发中扮演着核心角色。它是伊立替康的活性代谢产物，由于其强大的拓扑异构酶 Ⅰ（topoisomerase1，TOP1）抑制作用，能够干扰 DNA 的复制和修复过程，从而诱导肿瘤细胞凋亡。SN-38 的抗肿瘤活性显著优于其母体药物伊立替康，但其高度疏水性和毒性限制了直接应用。在 ADC 设计中，通过连接子将其与抗体结合，既保留了其细胞毒性，又通过抗体的靶向性降低了对正常组织的伤害。

1.2.1　SN-38 与其他 Payload 的比较

1.2.1.1　DXd　DXd 是另一个拓扑异构酶 Ⅰ 抑制剂，以其优异的细胞膜穿透性著称，能产生所谓的"旁观者效应"，即它即使不直接结合到肿瘤细胞上，也能穿过细胞膜进入邻近细胞，增加抗肿瘤范围。与 SN-38 相比，DXd 的抗肿瘤活性要高出约 10 倍，且其在血液中的半衰期较短，这意味着它能更快地达到有效浓度并迅速清除，减少全身毒性。Dato-

DXd 就是一种以 DXd 为 payload 的 ADC，其在 TROPION-Lung01 研究中展现了相对于多西他赛的 PFS 优势，尽管伴随有较高的间质性肺炎发生率。

1.2.1.2　甲基澳瑞他汀 E（Monomethyl auristatin E，MMAE）　MMAE 是另一种常用的 ADC payload，属于微管抑制剂，通过阻止细胞分裂过程中微管的组装，诱导细胞周期停滞和凋亡。相比 SN-38，MMAE 具有不同的作用机制，通常认为其在某些肿瘤类型中同样有效，但在细胞毒性、稳定性和膜透过性方面与 SN-38 和 DXd 存在差异。MMAE 的 ADCs 在临床上也已展现出显著的抗肿瘤活性，但其治疗窗较窄，对剂量控制要求较高。

1.2.2　载荷选择的影响因素　在 ADC 的研发中，选择何种 payload 是一个关键决策，这取决于多个因素，包括肿瘤类型、靶点特性、payload 的细胞毒性、膜渗透性、稳定性以及连接子的可控释放机制。例如，TROP2-ADC 的 EVOKE-01 研究中，虽然使用了 SN-38 作为 payload，但并未在 NSCLC 患者中达到预期的生存获益，这引发了对 payload 选择的重新考量。研究指出，对于 TROP2 表达水平不同的肿瘤亚型，payload 的细胞毒性强度、生物利用度以及是否能有效渗透至肿瘤内部，都可能影响治疗效果。

1.3　其他 TROP2 管线

在探讨抗体药物偶联物领域的发展时，SKB264 和 TROPION-Lung01 作为 2 个具有代表性的研究案例，各自展示了在非小细胞肺癌治疗中的独特之处，同时也反映出 ADC 研发策略中的共性与差异。这 2 个研究项目不仅对 TROP2 靶点的临床应用进行了深入探索，而且也针对不同患者亚群提出了新的治疗可能性，为 NSCLC 的治疗路径提供了宝贵的见解。

1.3.1　SKB264：精准定位 EGFR 突变耐药患者　SKB264 是一款针对 TROP2 的 ADC，其独特的 payload 为拓扑异构酶 I 抑制剂（TOPi），通过一种可水解的 linker 与抗体相连，设计的药物抗体比（DAR）为 7.4。在一项 II 期研究中，SKB264 展现了令人鼓舞的结果，特别是在既往治疗过的 EGFR 突变型 NSCLC 患者中。这项研究特别关注了 2 种亚组：一组是 EGFR 野生型患者，他们在之前已经接受了包括抗 PD-1/L1 在内的中位两线治疗；另一组二是 TKI（酪氨酸激酶抑制剂）耐药的 EGFR 突变型 NSCLC 患者，其中 50% 以上至少有一线化疗失败。

对于 EGFR 野生型亚组，SKB264 的客观缓解率（ORR）为 26%，疾病控制率（DCR）高达 89%，中位无进展生存期（mPFS）为 5.3 个月，9 个月总生存率（OS）为 80.4%。而 TKI 耐药的 EGFR 突变型患者，ORR 达到了 60%，DCR 更是达到了 100%，mPFS 为 11.1 个月，9 个月 PFS 率为 66.7%。这些数据说明，SKB264 在 EGFR 突变耐药这一难治性亚群中展现出显著的治疗效果，尽管伴随有较高比例的血液学毒性，但没有因治疗相关不良事件导致的治疗终止或死亡。

1.3.2　TROPION-Lung01：非鳞癌患者的希望曙光　TROPION-Lung01 研究设计与 EVOKE-01 相似，但采用了 Dato-DXd 作为治疗药物，与多西他赛进行对比。该研究主要聚焦于晚期或转移性 NSCLC 患者，结果显示 Dato-DXd 在延长患者无进展生存期方面优于多西他赛，2 组的中位 PFS 分别为 4.4 个月和 3.7 个月，疾病进展或死亡风险降低了 25%。值得注意的是，亚组分析揭示了 Dato-DXd 在非鳞癌患者中表现出显著的 PFS 获益，而肺鳞癌患者并未从中受益，这提示了 TROP2-ADC 在不同 NSCLC 亚型中的疗效差异性。此外，Dato-DXd 的安全性问题也不容忽视，尤其是药物相关间质性肺炎（interstitial lung disease，ILD）的发生率高于化疗组，且有少数患者发生了与药物相关的 5 级 ILD 事件。

1.4　EVOKE01 试验结果

1.4.1　SG（Trodelvy）的发展历程

1.4.1.1　早期研发与批准　SG 是一种针对 TROP2 的抗体偶联药物（ADC），由 Immunomedics 公司（后被吉利德科学公司收购）开发。2020 年 4 月，SG 在全球范围内首次获得美国食品和药物管理局（FDA）的加速批准，用于二线或以上治疗转移性三阴性乳腺癌患者。这一批准基于其在临床试验中表现的积极结果，显示了对难治性乳腺癌患者的治疗潜力。

1.4.1.2　适应证扩展　SG 于 2021 年 4 月获得 FDA 的完全批准，进一步确认了其在 TNBC 治疗中的有效性。随着时间推移，SG 还获得了其他适应证的批准，包括用于既往接受过内分泌治疗且 ≥ 2 线系统治疗的 HR+/HER2- 局部晚期或转移性乳腺癌患者，以及既往接受过含铂化疗、PD-1 或 PD-L1 抑制剂治疗的局部晚期或转移性尿路上皮癌（UC）患者。

1.4.1.3　EVOKE-01 研究的启动与结果　2024 年 1 月，吉利德宣布 SG 在一项Ⅲ期临床试验（EVOKE-01）中遭遇挫折。该研究旨在评估 SG 在二线转移性非小细胞肺癌（NSCLC）患者中的疗效，与标准治疗多西他赛进行对比。然而，试验结果显示 SG 未能达到总生存期（OS）的主要终点，即未能显著延长患者的生存时间，与多西他赛相比，尽管整体人群的中位 OS 有所延长，但这种延长未达统计学显著性。

1.4.2　EVOKE-01 试验详细结果

1.4.2.1　研究设计：EVOKE-01 是一项Ⅲ期临床试验，主要研究终点为总生存期（OS），次要终点包括无进展生存期（PFS）和安全性。药物类型为 ADC，靶向 TROP2，使用可水解 linker 连接 SN-38（伊立替康的活性代谢产物）作为 payload。试验人群为二线及以上的 NSCLC 患者，未对 TROP2 表达进行限制，对照组使用的是多西他赛见图 5.3。

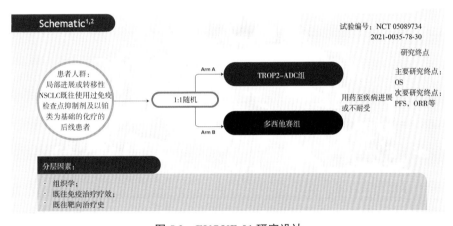

图 5.3　EVOKE-01 研究设计

1.4.2.2　主要结果：虽然 SG 组患者的 OS 相较于多西他赛组有所延长，但这一延长未能达到统计学上的显著差异。值得注意的是，在占试验人群的 60% 以上，既往对 PD-（L）1 抑制剂无响应的患者亚组中，观察到 SG 组与多西他赛组相比有超过 3 个月的中位 OS 差异，但这属于事后分析（post analysis），未预先设定 α 值。

1.4.2.3　亚组分析：亚组分析揭示了治疗响应的异质性，其中，未发现与特定患者特征或 TROP2 表达水平直接相关的确切疗效预测因子。

1.4.2.4　安全性：SG 的整体安全性与先前试验报道一致，未出现因治疗相关不良事件（TRAEs）导致的治疗中止或死亡。

1.4.3　结论　EVOKE-01 研究的失败表明，尽管 SG 在乳腺癌和其他一些癌种中展现出显著的治疗效果，但在 NSCLC 患者中的表现不尽如人意。这提示 TROP2-ADC 的疗效可能受多种因素影响，包括肿瘤类型、TROP2 表达水平、患者基线特征等。此次试验结果对后续的药物开发和临床研究设计提出了新的挑战，尤其是关于如何更精准地定义患者人群，以及如何优化药物设计以达到最大化疗效并最小化毒性。同时，这也提示了在 ADC 研究中设定适当的生物标志物和表达阈值的重要性，并用于指导未来的治疗策略。

2　案例解析和对未来新药开发的启示

2.1　失败原因探讨

EVOKE-01 研究的失败，不仅对吉利德公司的 Trodelvy（sacituzumab govitecan）在非小细胞肺癌（NSCLC）治疗领域的前景构成了打击，也引发了对 TROP2 靶向抗体偶联药物（ADC）在这一适应证上应用的深刻反思。探究 EVOKE-01 未达成主要终点的原因，涉及多个层面的考量，包括靶点选择、患者分层、药物设计与安全性问题，以及临床试验设计本身的因素。

2.1.1　目标靶点（Target）与表达阈值　EVOKE-01 未设定 TROP2 表达阈值，意味着所有二线及以上非小细胞肺癌患者，无论 TROP2 表达水平高低，均被纳入研究。TROP2 在 NSCLC 中的表达存在异质性，且高表达与不良预后在腺癌中相关，而在鳞癌中关系不明。这暗示了 TROP2 表达水平可能与治疗反应性相关，高表达不一定等同于治疗成功。未来研究中，设定合理的 TROP2 表达阈值，选择真正可能从 TROP2 靶向治疗中获益的患者，可能是提高疗效的关键。

2.1.2　链接子（linker）与有效载荷（payload）的选择　EVOKE-01 采用的 SG（sacituzumab govitecan）以 SN-38 为有效载荷，这是一种拓扑异构酶 Ⅰ 抑制剂，具有强烈的细胞毒性，但同时也伴有高度疏水性和毒性问题。与之相对的是 DXd，如在其他研究中所示，它具有更高的膜透性、更强的抗肿瘤活性和较低的全身毒性。有效载荷的选择直接影响到药物的疗效和安全性。SN-38 的毒性问题可能限制了其在某些患者中的剂量递增，影响了最终疗效。未来 ADC 设计中，探索新型 linker 和更优的 payload 以平衡疗效与安全性，将是提高治疗效率的重要方向。

2.1.3　适应证选择与生物标志物　EVOKE-01 研究设计中，既往免疫治疗无效的患者被视作潜在的获益主体。然而，仅凭这一点作为入组标准可能忽略了其他重要因素，如驱动基因突变状态和前线治疗的种类，这些因素在 NSCLC 中对预后和治疗反应有显著影响。TROPION-Lung01 和 SKB264 的研究结果提示，非鳞癌和 EGFR 突变耐药后患者可能更能从 TROP2-ADC 治疗中获益。因此，基于生物标志物和肿瘤生物学特征的精准患者选择策略显得尤为重要。

2.1.4　亚组分析与研究设计　EVOKE-01 的亚组分析显示，在既往 PD-（L）1 抑制剂治疗无响应的患者中，SG 组与多西他赛组相比，中位总生存期存在超过 3 个月的差异，这表明在特定亚组中 SG 可能有潜在的治疗价值。然而，由于亚组分析未经预先设定，其结果需谨慎解读，且未设定 a 值，使得这些发现不能直接作为临床决策的依据。未来的试验设计应考虑事先定义关键亚组，并进行充分的样本量计算，确保有足够的统计功效检测亚组间的差异。

2.1.5　安全性考量　尽管 EVOKE-01 研究中未直接因药物相关不良反应导致治疗中断或死亡，但考虑到 ADC 治疗普遍存在的毒副作用，如 ILD 等，安全性仍然是评估治疗方案整体价值的重要组成部分。例如，TROPION-Lung01 中 Dato-DXd 的使用虽然提高了无进展生存期，但伴随有较高的 ILD 发生率，其中还包括了严重的 5 级事件。这提示，在追求疗效的同时，必须平衡药物的毒副作用，以确保患者的生活质量和治疗耐受性。

2.2　未来潜在发展方向和策略

在深入分析了 EVOKE-01 研究的失败原因、TROP2-ADC 的治疗潜力，以及相关 ADC 药物的最新进展之后，可以总结出未来在 TROP2 靶向治疗非小细胞肺癌及其他癌症类型时以下几个潜在发展方向和策略。

2.2.1　精准患者选择与生物标志物的优化　精准医疗将是未来 TROP2-ADC 发展的核心策略。EVOKE-01 的失败凸显了患者选择的重要性，特别是对于一个在不同肿瘤类型和亚型中表达异质性较大的靶点如

TROP2。未来研究应更严格地设定生物标志物门槛，利用先进的诊断技术，如免疫组化（immuno histo chemiseny，IHC）、RNA 测序等，来识别那些最有可能从 TROP2 靶向治疗中获益的患者。特别是对 TROP2 表达水平的精确量化和定义高表达阈值，可能帮助筛选出更有效的治疗人群。

2.2.2　靶向 Payload 与链接子的创新　Payload 与链接子优化是提高 ADC 疗效的关键。SN-38 和 DXd 的对比结果揭示了 Payload 选择对治疗结果的显著影响。鉴于 SN-38 的毒性问题，开发新型 Payload 或优化已有 Payload 的结构以减少副作用同时保持或增强抗肿瘤活性是未来研究的一个重要方向。此外，探索新型链接子技术，以改善 Payload 在肿瘤部位的释放效率，减少脱靶效应，也是提高治疗指数的关键。

2.2.3　亚组与适应证的精确定位　亚组分析与适应证选择应更加细致。TROPION-Lung01 和 SKB264 研究表明，特定亚组的患者可能更受益于 TROP2-ADC 治疗。例如，非鳞癌患者和 EGFR 突变耐药后患者分别从 Dato-DXd 和 SKB264 中显著获益。未来研究应更深入地探索这些亚组，基于分子和临床特征细化适应证，而非试图在全人群范围内寻求广泛适用性。

2.2.4　组合疗法的探索　组合疗法是提升治疗效果的另一个重要途径。鉴于单一疗法的局限性，联合免疫治疗、靶向治疗、化疗或放疗，可以协同增强抗肿瘤效果。例如，基于 TROP2-ADC 与免疫检查点抑制剂的联合治疗，可能通过改变肿瘤微环境，增强免疫原性，提高治疗响应率。同时，基于对 TROP2 信号通路的深入理解，如其对 ERK-MAPK、PI3K/AKT 和 IGF-1 信号的影响，探索与这些通路抑制剂的联合使用，也是值得探索的策略。

2.2.5　新技术与药物设计的革新　ADC 技术的革新将推动肿瘤治疗领域的发展。双 Payload ADC、双特异性 ADC、非内部化 ADC 或抗体偶联药物偶联物（pharmacy data consortium，PDCs）等新型技术，旨在提高药物的靶向性、减少毒性，并增强抗肿瘤活性。这些技术通过创新设计，使药物能够在肿瘤细胞内更有效地释放 Payload，减少对健康组织的损伤。

2.2.6　安全性监控与管理　安全性管理同样不容忽视。EVOKE-01 和 TROPION-Lung01 中观察到 ILD 等严重不良反应，提醒我们在追求疗效的同时，必须重视药物的安全性评估和管理。通过更全面的安全性监测计划、剂量调整策略以及对高风险患者的早期识别，可以最大程度地减少治疗相关风险。

2.3 结语

TROP2 作为癌症治疗中的一个重要靶点，其 ADC 药物的发展之路虽遭遇挫折，但也展现出巨大潜力。未来的研究需要在精准医疗、Payload 创新、亚组精确定位、组合疗法探索、技术革新以及安全性管理等方面综合施策，以实施更高效、更安全的治疗方案。通过不断优化治疗策略，有望克服当前的挑战，为 NSCLC 和其他癌症患者带来新的希望。

3 Q&A 扩展讨论

Q：同一靶点和 Payload 的 ADC 是否可以视为同一药物？

邢晓雁：尽管靶点和 Payload 相同，每款 ADC 药物依然具有其独特性。这是因为 ADC 的构造远不止靶点和 Payload 2 个要素，还包括抗体的选择、linker 的设计以及药物 - 抗体比率（DAR）等多个关键参数。不同的抗体可能具有不同的亲和力和特异性，这直接影响到 ADC 与靶细胞的结合效率和选择性。此外，linker 的稳定性与释放机制差异，决定了 Payload 在体内何时何地释放，进而影响药物的疗效和毒性。DAR 值的不同，意味着 Payload 分子在单个抗体上的负载量变化，这不仅影响药物的物理化学性质，还会改变其在肿瘤和正常组织中的分布，以及抗肿瘤活性和毒副作用的平衡。因此，即使靶点和 Payload 相同，这些细微差别足以让两款 ADC 在治疗效果和安全性上产生显著差异。

Q：DXd 与 SN-38 作为 Payload 的核心区别是什么？

秦刚：DXd 与 SN-38 作为 Payload 的最大区别在于它们的毒性特征和对健康组织的影响。DXd 具备更强的细胞膜穿透性，能更有效地进入肿瘤细胞内发挥抗肿瘤作用，同时在血液中的半衰期较短，减少了对全身系统的暴露，从而减轻了系统性毒性。相比之下，SN-38 虽然在抗肿瘤活性上同样强大，但由于其高度疏水性和毒性问题，可能导致更广泛的细胞毒性，特别是对非靶向组织的潜在损害。此外，临床观察到 SN-38 相关 ADC 在使用过程中较少出现间质性肺炎（ILD），而 DXd 相关 ADC 则报告了较高的 ILD 发生率，这进一步凸显了两者在安全性能上的差异。

Q：影响 ADC 药物 DAR 值确定的因素有哪些？

薛彤彤：确定 ADC 药物的 DAR 值是一个复杂过程，受多种因素影响。首要考虑的是抗体本身的结构特性，包括其结合位点的数量和位置，以及抗体的稳定性和亲和力。其次，DAR 值直接影响 ADC 的理化性质，如溶解度、稳定性及与靶点的相互作用，这些都是影响药物体内分布和药代动力学的关键。此外，DAR 还应考虑肿瘤与正常组织中靶点表达的差异，过高或过低的 DAR 都可能影响 ADC 的肿瘤靶向效率和对健康组织的毒性。因此，优化 DAR 值是一个综合考量多种因素力求平衡疗效与安全性的过程。

Q：EVOKE-01 研究失败的根本原因及未来研究趋势？

周家伟：EVOKE-01 研究未能达到预期结果，其失败的原因是多方面的。首先，该研究未设定 TROP2 表达的入组阈值，导致患者群体异质性大，可能包括了对治疗反应不佳的患者。其次，NSCLC 二线治疗的患者背景复杂，驱动基因突变状态和前线治疗经历等基线差异可能掩盖了药物的真实疗效。未来的研究方向将更加注重精准医疗策略，可能会考虑在设计上设置更严格的入组标准，如基于生物标志物的患者选择，以更准确地识别潜在获益人群。另外，探索 ADC 与其他疗法的联合治疗策略，如与免疫检查点抑制剂（ICI）的联用，或是开发具有更高选择性和更小毒副作用的新型 ADC，如双特异性 ADC、双 Payload 设计，甚至基于特定信号通路的小分子联合治疗，这些都可能成为未来研究的热点。通过这些创新策略，旨在克服目前 ADC 治疗的局限性，提高治疗效果并减少不良反应，为患者带来更有效的治疗选项。

第 6 章

同靶点药物差异化临床开发的考量

——雄激素受体拮抗剂治疗去势抵抗前列腺癌的Ⅲ期临床试验

引言

普克鲁胺是一款国产的第二代雄激素受体（androgen receptor, AR）拮抗剂，它由苏州开拓药业研发，是我国首个进行中美双报国产第二代AR拮抗剂。2015 年普克鲁胺启动了Ⅰ期针对前列腺癌这个适应证的临床研究，在之后 3 年时间顺利完成了Ⅰ期和Ⅱ期临床试验，在前列腺癌这个适应证中看到了初步疗效，也完成了安全性的探索。2018 年，在前期临床数据支撑下，普克鲁胺启动了Ⅲ期临床试验，这是一项国内多中心、随机、双盲、安慰剂对照的临床研究，适应证是多线治疗后的转移性去势抵抗性前列腺癌（metastatic castration-resistant prostate cancer, mCRPC），要求既往接受过阿比特龙治疗失败或不耐受，既往接受过多西他赛化疗失败或不耐受，并且没有接受过其他二代 AR 抑制剂治疗。试验共入组了339 例患者，主要研究终点是双终点，包括放射学无进展生存期（radiological progression free survival, rPFS）和总生存期（overall survival, OS）。2020年 9 月该试验获得了 rPFS 终点的结果，根据开拓药业的公告，独立数据监查委员会（independent data monitoring committee, IDMC）建议继续研究，进一步收集 OS 数据后再提交新药申请。2023 年 8 月该试验完成了 OS 的数据收集，根据公司公告，主要研究终点 OS 对比安慰剂组未显示统计学差异，这也宣告了普克鲁胺Ⅲ期临床试验失败。

1 回溯研究的背景

1.1 疾病背景

前列腺癌是男性最常见的恶性肿瘤之一，也是西方国家的高发瘤种。但近年来，该病在我国的发病率和死亡率均呈逐年攀升之势，2022 年我国新确诊前列腺癌 13.42 万，死亡 4.75 万。前列腺癌重在早诊早治，局限期可以通过手术或放疗可达到根治效果，5 年生存率几乎为 100%。一旦发生转移，病情就会快速进展，在转移性激素敏感阶段，雄激素剥夺治疗（androgen deprivation therapy，ADT）有效，ADT 的目的是将血清睾酮降低并稳定维持于去势水平以下。睾酮与前列腺癌的发生发展、风险评估、治疗选择和疗效评价都存在相关性。然而在 18 ～ 24 个月的 ADT 治疗后，几乎所有患者都会逐渐演变为去势抵抗性前列腺癌，治疗将变得非常棘手。

mCRPC 阶段患者肿瘤进展速度会显著增加，一般这一阶段的预期生存期约为是 12 ～ 22 个月。在 mCRPC 的治疗中，缓解症状和延长生存时间仍然是关键目标。在过去，以多西他赛和泼尼松为基础的化疗在过去十多年里一直是治疗的标准方案。与更早期的米托蒽醌为基础的方案相比，以多西他赛为基础的方案将 mCRPC 患者的中位 OS 提高到大约 16.5 ～ 19 个月。尽管约 50% 的 mCRPC 患者对多西他赛有反应，PSA 水平有所降低，但大多数患者最终会对这种治疗产生耐药性，同时很多终末期老年患者身体状况难以接受化疗，这限制了其在 mCRPC 中实际临床的使用。2012 年开始，抗雄激素的内分泌治疗 CYP17A 抑制剂阿比特龙和第二代 AR 抑制剂恩扎卢胺相继在 mCRPC 化疗耐药的患者显著延长 OS，后线 mCRPC 患者中位 OS 延长至 15 ～ 18 个月。在 2014—2015 年，这两款药物又相继完成了 mCRPC 一线治疗的Ⅲ期临床试验探索，将 mCRPC 患者总生存期延长至 24 ～ 32 个月。这些试验也改变了 mCRPC 一线治疗的格局，除了多西他赛以外，新一代抗雄激素内分泌治疗药物也开始不断挑战这个新的适应证。

1.2 药物研发历程

普克鲁胺是第二代 AR 抑制剂，分子结构与首个第二代 AR 抑制剂恩扎卢胺有一定相似性。在 2015 年，普克鲁胺已经完成了临床前的探索。相比于恩扎卢胺，普克鲁胺在早期研究中显示出对 AR 的高亲和力（1.4×10^{-8} M *vs.* 4.2×10^{-8} M），它能够竞争性地结合到 AR 上，阻断雄激素与受体的结合，从而抑制 AR 介导的信号传导和肿瘤细胞的生长。此外，普克鲁胺还显示出能够下调 AR 蛋白水平，这可能有助于克服肿瘤对现有 AR 靶向治疗的耐药性。在 AR 耐药突变的细胞系中，普克鲁胺也显示出显著的抗肿瘤活性，与恩扎卢胺的活性相当。

普克鲁胺在 2015 年开始了它的 Ⅰ 期临床试验，主要目的是评估普克鲁胺在末线前列腺癌患者中的安全性和药效 / 药代动力学。试验采取了 3+3 剂量递增设计，最终共有 16 名患者参与，接受了 5 个不同剂量水平的普克鲁胺治疗。在安全性方面，普克鲁胺表现优异，未出现剂量限制性毒性（dose limiting toxicity, DLT），未达到最大耐受剂量（maximum tolerated dose, MTD）。所有治疗相关的不良事件均为 Ⅰ 级，主要的不良反应是乏力和贫血。药代动力学分析显示，普克鲁胺的暴露量在 50 ~ 300 mg 剂量范围内与剂量成正比例增加，而在 300 ~ 400 mg 剂量观察到饱和现象。中位最大观察浓度时间（tmax）为 1.5 ~ 4 h，表明普克鲁胺在口服后被迅速吸收。在抗肿瘤效果方面，显示出了潜在的抗肿瘤活性，16 名患者中，6 名患者的前列腺特异性抗原（prostate specific antigen，PSA）水平下降超过 30%，2 名患者的 PSA 下降水平超过 50%。与恩扎卢胺相比，普克鲁胺显示出了不错的安全性，恩扎卢胺的 Ⅰ 期试验在 360 mg/480 mg/600 mg 剂量组各出现 1 例癫痫患者，而普克鲁胺在高剂量组并没有相关的安全性问题。

普克鲁胺在 2017 年开始了 Ⅱ 期临床试验，共入组了 108 例 mCRPC 后线治疗的患者，其中 35.2% 患者前线使用过化疗。该试验共设置了 3 个剂量组 100 mg/200 mg/300 mg，进一步评估普克鲁胺的最佳使用剂量，主要研究终点 PSA 反应率（PSA 较基线下降 ≥ 50% 的比例）为 41.9%，3 个剂量组无明显差别，其中 19 名患者基线有靶病灶，影像学客观缓解率（overall response rate, ORR）为 15.8%，疾病控制率（disease control rate, DCR）为 78.9%。12% 的患者因为不良反应而暂停用药，主要的不良反应是乏力、贫血和肝功能异常。最终选择的剂量是 200 mg。在 Ⅱ 期试验中，普克鲁胺对于 mCRPC 显示出了良好的抗肿瘤活性。在同样的恩扎卢胺 Ⅱ 期研究中，在 140 例 mCRPC 患者中 PSA 反应率（PSA 较基线

下降 ≥ 50% 的比例）为 56%。可以看到，普克鲁胺在 Ⅱ 期研究中表现出的疗效信息稍逊色于恩扎卢胺，但考虑到 Ⅱ 期试验患者量较少，且基线水平均衡，不能完全头对头比较。因此，普克鲁胺凭借良好的安全性数据和不错的疗效数据，在 2018 年开始了针对 mCRPC 的 Ⅲ 期临床研究，具体如前言中所述见图 6.1。

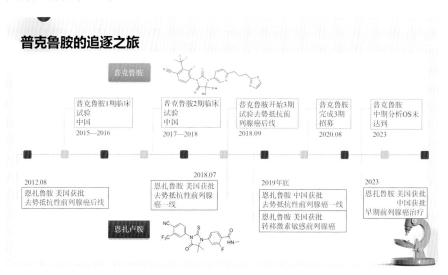

图 6.1 普克鲁胺对比恩扎卢胺的开发历程

1.3 药物作用机制

前列腺癌的发病和进展与 AR 活性密切相关。AR 的激活由雄激素介导，雄激素合成受下丘脑 - 垂体 - 睾丸（HPT）轴的调节。由于 AR 在前列腺癌中的不可或缺作用，在过去 30 年中，已有多种抗 AR 药物被开发并批准用于不同阶段的前列腺癌。AR 信号的恢复是前列腺癌患者疾病进展的关键，因为 AR 的过度表达，特别是由于 AR 基因扩增，已在临床 CRPC 患者和临床前的前列腺癌细胞模型中被反复证实是前列腺癌进展的主要驱动因素。为了弥补第一代 AR 抑制剂的不足，包括普克鲁胺在内的第二代 AR 抑制剂都在探索如何改造能有更好的 AR 亲和力。

普克鲁胺具体作用机制主要有 3 点。其一，普克鲁胺通过与雄激素受体（AR）的配体结合域（ligand-binding domain，LBD）竞争性结合，阻止内源性雄激素（如睾酮）与 AR 的结合。这种竞争性抑制减少了雄激素受体的激活，也同时抑制 AR 的核内转移和与 DNA 及辅激活因子的结合，从而抑制了雄激素介导的信号传导途径。除此以外，荧光素酶报告基因分析显示，普克鲁胺对野生型 AR 和临床上观察到的突变型 AR（包括 F877L、W747C 和 H875Y）具有相同的影响，这些突变型 AR 对第一代或第二代 AR 拮抗剂产生抗性。其二，临床前研究发现，即使在雄激素水平较低的情况下，普克鲁胺也能阻断 AR 介导的基因转录，减少那些促进肿瘤生长和存活的基因表达。这一点对于治疗去势抵抗性前列腺癌（CRPC）尤为重要，因为在 CRPC 中，肿瘤细胞可能通过非雄激素依赖的途径继续激活 AR。其三，普克鲁胺可以下调 AR 蛋白水平，这可能是通过促进 AR 蛋白的降解或减少其合成实现的。这种下调作用进一步降低了肿瘤细胞对雄激素信号的依赖性。

1.4　同类产品研究概况

在前列腺癌治疗领域，雄激素受体（AR）抑制剂发挥着关键作用。从早期的第一代 AR 抑制剂，如氯他胺、尼鲁米特和比卡鲁胺，到现在的第二代 AR 抑制剂，这类药物经历了迭代发展。尽管第一代 AR 抑制剂因其局限性在临床上的使用已逐渐减少，但它们为后续药物的研发奠定了基础。

第二代 AR 抑制剂中，恩扎卢胺（Enzalutamide）是一个突出的例子。2012 年，恩扎卢胺凭借其在临床试验中比安慰剂组显著延长总生存期的优势，获得了美国食品药品监督管理局（FDA）对于后线转移性去势抵抗性前列腺癌（mCRPC）治疗的适应证批准。随后在 2018 年，恩扎卢胺又获得了 FDA 对于一线 mCRPC 治疗的适应证批准。恩扎卢胺的成功不仅为患者带来了新的治疗选择，也推动了前列腺癌治疗领域的发展。

在恩扎卢胺的成功引领下，其他第二代 AR 抑制剂，如达罗他胺（Darolutamide）、阿帕他胺（Apalutamide）和瑞维鲁胺（Rivaroxaban）等，也相继在前列腺癌其他期别的治疗中获批。然而，在 mCRPC 这一特定适应证下，目前除恩扎卢胺外，尚无第二款第二代 AR 抑制剂获得批准。

除了直接的 AR 抑制剂，CYP17A 酶抑制剂也在拮抗雄激素信号通路中占有一席之地，它是通过抑制雄激素的合成来阻断 AR 信号通路。阿比特龙（Abiraterone）作为这一类型的代表药物，和恩扎卢胺基本同期在美国获批 mCRPC 的适应证，并且在 2015 年率先进入中国市场，在国内获批用于 mCRPC 的治疗，为当时的前列腺癌患者提供了新的治疗选择。

在 mCRPC 治疗领域，还有 2 款内分泌治疗药物完成了Ⅲ期临床试验。CYP17A 抑制剂 TAK700 在 2015 年公布了Ⅲ期临床试验结果，但在与安慰剂组对比中，并未显著延长患者的总生存期（OS），目前该药物已经停止开发。氘恩扎卢胺（Deuterated Enzalutamide）的Ⅲ期临床研究仅采用 rPFS 作为单一的主要研究终点，与安慰剂组对比，显示出 rPFS 的显著延长，OS 仅作为次要终点，目前已向中国药品监督管理局（CDE）递交了新药申请，还在等待进一步审查。

可见这条赛道的整体竞争十分激烈见表 6.1，普克鲁胺作为首批开始研发的国产第二代 AR 抑制剂，在临床前研究和早期临床研究中展现出其潜力，但是关键的Ⅲ期临床研究却未得到阳性结果。本文将在接下来的部分对其Ⅲ期临床研究关键点做出进一步讨论。

表 6.1　第二代 AR 抑制剂的适应证选择和研发情况

药物	企业	适应证	全球最高研发阶段	中国最高研发阶段
氟他胺	Merck&Co	前列腺癌	批准上市	批准上市
尼鲁米特	Sanofi	非转移性激素敏感性前列腺癌	批准上市	无
比卡鲁胺	AstraZeneca	前列腺癌	批准上市	批准上市
恩扎卢胺	Astellas Pharma	转移性去势抵抗前列腺癌，非转移性去势抵抗前列腺癌，转移性激素敏感性前列腺癌，非转移性激素敏感性前列腺癌	批准上市	批准上市
达罗他胺	Bayer	非转移去势抵抗前列腺癌，转移性激素敏感性前列腺癌	批准上市	批准上市
阿帕他胺	Aragon	非转移去势抵抗前列腺癌，转移性激素敏感性前列腺癌	批准上市	批准上市
瑞维鲁胺	恒瑞医药	转移性激素敏感性前列腺癌	批准上市	批准上市
氘恩扎鲁胺	海创药业	转移性去势抵抗前列腺癌	申请上市	申请上市
qaleterone	Tokai	AR-V7+ 转移性去势抵抗性前列腺癌	Ⅲ期	无
普克鲁胺	开拓药业	转移性去势抵抗前列腺癌	Ⅲ期	Ⅲ期

2 案例解析和对未来新药开发的启示

对于普克鲁胺Ⅲ期试验，苏州开拓药业的创始人童友之博士在我们的专访中表达了他的见解和想法，对于试验失败他总结出以下几个原因。

第一，剂量选择错误。在前期的Ⅱ期研究中，我们发现200 mg与300 mg剂量组间在PSA较基线下降 ≥ 50% 的疗效上无统计学差异，但在PSA较基线下降 ≥ 90% 的疗效上，300 mg组更好。但由于在300 mg组发生了一例SAE（严重不良事件），所以保守地选择了200 mg作为Ⅲ期试验的剂量，如果当初选择了300 mg的剂量，成功的可能性会更大。

第二，统计假设有问题，低估了安慰剂组的rPFS。当时根据国外的历史数据，估计转移性去势抵抗性前列腺癌末线患者在安慰剂组的rPFS为1.5个月，统计假设是基于rPFS 3个月 *vs.* 1.5个月做出的。但实际上中国患者Ⅲ期研究中安慰剂组的rPFS远远超过了1.5个月。

第三，入组标准严苛。Ⅲ期研究启动时阿比特龙已进入中国，未研究认为应该做一个严格的Ⅲ期临床，因此纳入的是既往阿比特龙治疗失败/不耐受，以及既往多西他赛化疗失败/不耐受的患者，入组的患者几乎 100% 是化疗和阿比特龙这2种药都耐药的，这类患者治疗效果不好。同时后来发现，先用阿比特龙再用化疗然后再用AR抑制剂的疗效较好，而先用化疗再用阿比特龙然后用AR抑制剂基本无效。但在当时的情境下，阿比特龙在国内刚启用不久，并不清楚这2种序贯治疗会造成疗效差异。

那么为什么会出现以上这些试验设计上面的问题？以上分析是否合理？又有哪些问题是我们可以继续深入探讨的以供未来临床试验参考与借鉴的？本节后面的讨论将予以解答。

2.1 为什么普克鲁胺没有1∶1复制恩扎卢胺Ⅲ期临床试验？

作为恩扎卢胺的同类药物，普克鲁胺并没有完全复制"前辈"恩扎卢胺的Ⅲ期临床试验设计，在样本量、主要研究终点以及入组患者人群选择上见图6.2，普克鲁胺的Ⅲ期临床试验都与恩扎卢胺的选择都有所不同。

这一设计的变更可能有几点考量，其一，普克鲁胺的Ⅲ期临床试验于2018年启动患者招募，晚于恩扎卢胺的Ⅲ期临床试验（2009年开始招募）近10年。在这个期间，恩扎卢胺于2012年8月在美国获批mCRPC

后线治疗适应证，2018 年 7 月在美国获批一线治疗适应证，阿比特龙也早已于 2015 年在中国获批。因此普克鲁胺的入组标准无法复制恩扎卢胺的 Ⅲ 期试验，只能采取更严苛的标准——既往阿比特龙治疗失败 / 不耐受，既往多西他赛化疗失败 / 不耐受，而恩扎卢胺入组的只是既往多西他赛化疗失败的患者。因此，虽然针对的是同一适应证，但随着时间的推移，这类患者人群前线治疗差异较大。

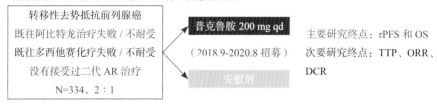

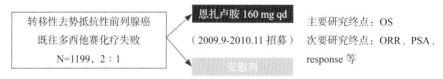

图 6.2　普克鲁胺与恩扎卢胺的 Ⅲ 期临床试验设计对比

其二，如果把 mCRPC 近年内分泌治疗的 Ⅲ 期临床试验的结果总结一下（表 6.2），不难发现随着时间的推移，mCRPC 这个适应证下对照组患者的总生存期不断在延长。这是因为随着同赛道竞争对手的获批，mCRPC 患者出组后可用的治疗选择越来越多样，因此，影响患者总生存期的因素大大增加了。试验组和对照组的越来越接近的 OS 提高了以 OS 为研究终点的试验设计与执行难度，需要更大的样本量才有可能做出两组在 OS 这个终点上的统计学显著差异，而更大的样本量就意味着更高的时间和金钱成本。

表 6.2　mCRPC 内分泌治疗的 Ⅲ 期临床试验的结果汇总

项目	阿比特龙（2011）	恩扎卢胺（2012）	TAK700（2015）	氘恩扎鲁胺（2023）	普克鲁胺（2023）
随机	2∶1	2∶1	2∶1	2∶1	2∶1
入组人数	1195	1199	1099	417	334

续表

项目	阿比特龙（2011）	恩扎卢胺（2012）	TAK700（2015）	氘恩扎鲁胺（2023）	普克鲁胺（2023）
主要研究终点	OS	OS	OS	rPFS	rPFS 和 OS
对照组	安慰剂	安慰剂	安慰剂	安慰剂	安慰剂
主要结果	14.8m *vs.* 10.9 m（0.65，*P* < 0.001）	18.4m *vs.* 13.6 m（0.63，*P* < 0.001）	17m *vs.* 15.2 m（0.886，*P*=0.19）	5.55m *vs.* 3.71 m（0.58，*P* < 0.001）	—
内脏转移	10%	23.2%	26.9%	27.7%	—
前线化疗比例	70%（1线）30%（2线以上）	73%（1线）27%（2线以上）	76%（1线）24%（2线以上）	68%（1线及以上）	> 90%
前线阿比特龙比例	—	—	0%	100%	> 90%

注：mCRPC：转移性去势抵抗性前列腺癌；OS：总生存期；rPFS：放射学无进展生存期。

因此，综合考虑，这个时间节点开始进行Ⅲ期临床试验的普克鲁胺面对的治疗人群以及市场，与当年的恩扎卢胺完全不同。这也导致它的Ⅲ期试验战略诉求和恩扎卢胺不同，也体现在试验设计没有办法实施1∶1复制。

2.2 如何为去势抵抗性前列腺癌的确证性研究选择合适的主要研究终点？

回顾近些年 mCRPC 内分泌治疗Ⅲ期临床试验（表6.2），OS 仍是目前主流选择的主要研究终点，但是近期也有很多临床试验将 PFS 作为主要研究终点。

OS 虽然是肿瘤治疗的金标准，但是作为主要研究终点具有很多局限性，比如较大的时间成本、后线治疗影响因素多以及失访/撤出知情会影响 OS 分析的准确性等。其一，OS 会受到患者进展以后的后续治疗影响。在厄洛替尼的随机对照临床试验中，厄洛替尼较化疗患者中位 PFS 显著延长（13.1 m *vs.* 4.6 m，*HR* 0.26，*P* < 0.0001），但是 OS 两组没有统计学差异（*HR* 1.19，*P*=0.2663），这是由于对照组患者进展出组后大多接

受了厄洛替尼的治疗，这就导致 2 组的最后总生存期没有显著差异。其二，即使在不受后续治疗的影响下，时间比较长的进展后生存期（survival postprogression, SPP）也会影响 OS 产生统计学差异。在一个系统模拟试验中，当 2 组 PFS 差异不变时，随着 SPP 延长，2 组间的 OS 差异逐渐变小。随着 SPP 延长，OS 检测到统计学差异所需的样本量不断增大。

在这种情况下，我们需要替代终点加速药物上市，无论 FDA 或 CDE 都出台过鼓励抗肿瘤临床试验应用替代终点的法规。但是回顾 FDA 通过替代终点上市的抗肿瘤药物，77% 试验使用的替代终点无证据显示和 OS 有相关性，仅有 32.4% 获批抗肿瘤药物显示存在 OS 获益。因此需要了解替代终点的局限性，并且在使用时注意该替代终点是否在个体水平和临床试验水平与 OS 的相关性得到了验证。既往的多个荟萃分析研究显示，替代终点与 OS 的相关性受瘤种、治疗线数等多种因素影响。

对于前列腺癌的终点选择，CDE 曾在 2021 年的《晚期前列腺癌临床试验终点技术指导原则（征求意见稿）》中提出了比较具体的建议："对于多线治疗失败的 mCRPC 患者，后续治疗手段缺乏且获益有限，应选择 OS 作为主要研究终点，……未经治疗的 mCRPC 及 mHSPC 患者可选择 rPFS 作为主要终点，OS 作为共同主要终点或关键次要终点。……采取 rPFS 评价药物疗效时仍需关注 2 组间的差异是否有临床价值，以及能否真正演唱 OS，如果 2 组间 rPFS 的差异足够大且具有显著的临床意义，可根据 rPFS 数据及 OS 的获益情况考虑能否支持注册。"

因此，在这个适应证下，rPFS 是可以作为替代终点被选择的，但是仍建议将 OS 作为共同主要终点或者关键次要终点。所需要考虑的 2 个关键因素是生存期的长短，可替代性和监管接受度。

2.3　同一适应证不同产品确证性研究的统计学设计和样本量计算应该如何考量？

在这个案例中，普克鲁胺的Ⅲ期临床试验采用 rPFS 和 OS 作为双终点，最终样本量为 334 人。而同适应证下选择 OS 作为主要研究终点的阿比特龙、恩扎卢胺和 TAK700 的样本量都在 1000 以上。如果设定 α=0.05，检验效能为 80%，试验组和对照组比例为 2∶1，入组时间设定为 20 个月，随访时间设定为 13 个月，综合既往研究对照组中位总生存期设定为 11 个月，那么随着如果试验组的中位总生存期在 13 ～ 15 个月，最终的样本量约为 868 ~ 1193 人，远超过实际的Ⅲ期试验中的估算样本量。那么是否在这个试验中，普克鲁胺的样本量选择不够合理呢？

中国医学科学院肿瘤医院统计专家黄慧瑶博士对于这个问题提出以下观点："在针对同一适应证的药物研发战略中，不同顺位进入市场的药物所面临的研发诉求存在显著差异。整体研发策略设计受 3 个主要因素影响：样本量及其背后的时间和金钱成本、临床试验设计的监管认可度、以及商业推广的优势。不同市场进入顺序的药物在这 3 个方面的优劣势考量各有侧重。首家上市的药物拥有明显的优势，即作为首个获得批准的药物，它在市场上具有独占性。因此，对于首家上市的药物而言，监管认可是首要考虑的因素，其次是样本量所决定的时间和经费成本，最后是商业推广能力，以吸引患者并保持持续的商业回报。由于是首家上市，通常不需要采取激进的试验设计策略，保守的试验设计更稳妥。对于第 3 家或第 5 家进入市场的药物，情况则有所不同。第 3 家药物需要在激烈的市场竞争中争取进入前 3 的位置，以获得较好的市场份额和商业回报。因此，其首要考虑的可能是时间和经费成本，希望能够在保证药物上市的同时，以全球或国内前 3 的顺序进入市场。其次，商业推广也非常重要，需要通过附加的商业推广价值来提升竞争力。同时，必须确保在监管机构的底线之上，获得监管认可的基本研究证据。第 5 家或更晚进入市场的药物，面临的挑战更大。此时，商业推广成为首要考量，因为一旦进入市场，如何保证在众多竞争者中脱颖而出，成为关键问题。因此，第 5 家药物需要打出自己的特色，通过商业推广来说服临床医生和处方者，展示其药物的优势。此时，可能会考虑采用相对激进的策略，如单一的无进展生存期（PFS）作为主要研究终点，或者同时采用总生存期（OS）和 PFS 作为复合终点，并强调其他方面的优势，如安全性。"

综上所述，不同市场进入顺序的药物在研发战略上需做出不同的考量。在临床试验设计上，首家上市的药物可能更倾向于选择 OS 作为主要研究终点，而第 3 家和第 5 家药物则可能根据具体情况选择 PFS 单终点或 OS 加 PFS 的复合终点。这些策略的选择，需要根据药物自身的特性、市场竞争状况以及监管环境来综合决定。

回到本次分享的案例，普克鲁胺在研发策略上采取了相对激进的路径。它选择了无进展生存期（PFS）和总生存期（OS）作为双终点，这种设计理论上意味着需要更大的样本量来确保研究在统计学上的科学性。然而，普克鲁胺的临床试验样本量为 334 例，这一数字甚至低于以 PFS 为单终点的临床试验样本量 417 例。这种策略背后的逻辑是，监管机构对于多终点研究的态度是，只要有一个终点达到预定的统计学和临床获益，药物就有可能获批。这种策略的关键在于平衡风险和收益，以及对市场动态的敏锐洞察。但是这种逻辑成立是有前提的，有时及时 PFS 达到预期效果，如果 OS 结果为阴性，药物的批准仍然存在不确定性。监管机构会基于风险收益比进行综合考量。如果 PFS 的改善幅度较小，即使结果为阳性，而 OS 没有明确的临床获益，监管机构可能也不会批准该药物上市。这可能也是为什么普克鲁胺的 Ⅲ 期临床试验在获得 PFS 终点指标以后，IDMC 仍建议等待 OS 数据完全成熟在递交新药申请。

对于这个问题，我们也邀请到了普克鲁胺所在苏州开拓药业创始人童友之博士做出解答，他说："在开展 Ⅲ 期临床试验的过程中，前列腺癌的治疗环境不断演变，新药的不断涌现和临床应用对 OS 的影响巨大，使得即使样本量达到 1000 例，想要在 OS 上显示出显著差异也变得非常困难。因此，普克鲁胺采用了 rPFS 和 OS 双终点设计，这一策略在当时是希望 rPFS 能够获得统计学上的显著差异，而 OS 能够获得数值上的差异，从而较容易地通过监管部门的批准。"

2.4 me-too 类药物如何进行差异化临床开发

普克鲁胺的临床试验设计体现了深思熟虑的策略，并非简单的失误。面对市场上同类型、同机制药物的激烈竞争，后研发的药物要想获得适应证的批准，确实面临重重挑战。这引发了一个关键问题：后来者是否还有机会在这一领域取得突破？临床试验设计应如何创新，才能在众多竞争者中脱颖而出？或者，是否这个领域已经过于拥挤，新的药物难以找到立足之地？

如果回到前列腺癌内分泌治疗这个赛道，全球市场上目前已有 7 款雄激素受体抑制剂和 1 款 CYP17A 酶抑制剂获批。其中恩扎卢胺、阿帕他胺、达罗他胺和瑞维鲁胺属于第二代 AR 抑制剂。除了前述提起的恩扎卢胺和阿比特龙，其他药物并没有探索 mCRPC 这一适应证，他们在前列腺癌的其他阶段获批了不同的适应证，包括早期前列腺癌、转移性激素敏感性前列腺癌等（图 6.3）。

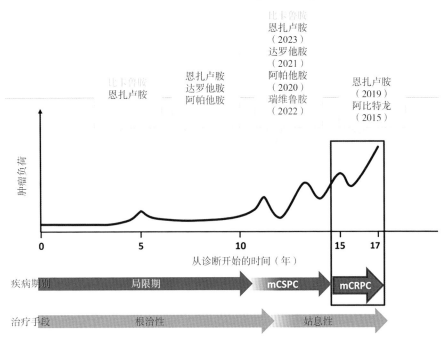

图 6.3　已获批 AR 抑制剂适应证

　　以瑞维鲁胺为例，这是我国自主研发的 1.1 类新药，由恒瑞医药研发。从研发时间线上看，瑞维鲁胺与普克鲁胺基本上是同一时期的药物，Ⅲ期临床试验都是在 2018 年启动的。然而，瑞维鲁胺的Ⅲ期研究并未模仿恩扎卢胺去探索 mCRPC 这个适应证，而是选择了转移性激素敏感性前列腺癌（metastatic castration-sensitive prostate cancer, mCSPC）这一更早期的适应证。在瑞维鲁胺开展临床试验时，中国在这个适应证下已获批的仅有第一代雄激素受体抑制剂比卡鲁胺，而恩扎卢胺、达罗他胺、阿帕他胺等药物在当时尚未获批。因此，瑞维鲁胺的Ⅲ期临床试验采用了与比卡鲁胺头对头比较，共入组了 654 名 mCSPC 患者，主要研究终点为 rPFS 和 OS，在 2018—2020 年完成了临床试验，中位 rPFS（NR *vs.* 25.1 m，*HR* 0.44，*P* < 0.0001）和 OS（*HR* 0.58，*P*=0.0001）均较比卡鲁胺组有显著延长统计学上显示出显著差异。2022 年，瑞维鲁胺在国内顺利获得了 mCSPC 的批准，而它并未涉足恩扎卢胺等药物已经深入探索的 mCRPC 治疗领域。

这是否意味着在 mCRPC 治疗领域，现有药物已经过于集中，新药难以找到新的探索空间？答案并非绝对。以卡巴他赛为例，这是一种与多西他赛结构相似的化疗药物，在 mCRPC 的治疗中，多西他赛是一个广泛使用的药物，在一线和后线治疗中都有所推荐。卡巴他赛的开发策略为我们提供了一个差异化竞争的范例。卡巴他赛的 Ⅲ 期临床试验选择了在接受过阿比特龙 / 恩扎卢胺治疗后 12 个月内出现疾病进展的患者群体，这一人群在某种程度上可以被视为对内分泌治疗存在原发性耐药，同时需要接受过多西他赛的治疗。卡巴他赛的主要研究终点是 rPFS，对照组是阿比特龙或恩扎鲁胺（选择前线未用过的内分泌药物），最终纳入了 255 例患者。结果显示，卡巴他赛比内分泌治疗在 rPFS 显著延长，中位 rPFS 8.0 m 对比 3.7 m（HR 0.54，$P < 0.001$）。同时在次要研究终点 OS 上也有显著延长，中位 OS 13.6 m 对比 11 m（HR 0.64，$P=0.008$）。相关实验结果也于 2019 年发表在《新英格兰医学杂志》，并纳入多个前列腺癌治疗的指南中。卡巴他赛的成功案例表明，在前列腺癌治疗领域，通过精准定位差异化的患者群体和治疗赛道，新药仍然有机会获得市场的认可和批准。这要求研发团队深入理解疾病的特点、现有治疗的局限性以及患者的需求，从而设计出有针对性的临床试验方案。

昆仑资本投资副总李威博士在讨论中提出："普克鲁胺的案例也提醒我们，在药物研发的过程中，需要综合考虑市场竞争状况、监管要求、临床需求以及药物本身的潜力。通过精准定位和创新设计，即使是在看似拥挤的治疗领域，新药也有可能开辟出自己的发展空间。这不仅需要研发团队具备敏锐的市场洞察力和创新能力，也需要对疾病生物学和治疗学有深刻的理解。"

总之，普克鲁胺的经验为后来者提供了宝贵的参考。在药物研发的道路上，只有不断探索和创新，才能在激烈的市场竞争中占据一席之地。通过精准定位、差异化策略和科学严谨的临床试验设计，新药研发仍然可以在前列腺癌等重大疾病领域取得突破，为患者带来新的治疗希望。

第 7 章

新辅助与辅助治疗新药开发的差异和方向

——EGFR-TKI 用于非小细胞肺癌新辅助治疗的 Ⅱ 期临床试验

引言

在 2023 年的 ASCO 会议上，一项针对奥希替尼新辅助治疗的研究公布了结果。这是一项多中心的 Ⅱ 期临床研究，纳入患者为具有 EGFR L858R 或 19 外显子缺失突变的 Ⅰ ~ Ⅲ A 期非小细胞肺癌（non-small cell lung cancer, NSCLC）患者。患者将在手术前接受每天 80 mg，最多 2 个周期（8 周）的奥希替尼治疗。研究的主要研究终点为主要病理缓解率（major pathological response，MPR），次要研究终点包括淋巴结降期率、病理完全缓解率（pathological complete response rate，pCR rate）、客观缓解率（objective response rate, ORR），以及安全性指标等。最终研究的结果为 MPR 15%，没有达到预设的主要研究终点（MPR 50%），研究宣告失败。

1 回溯研究的背景

1.1 疾病背景

肺癌是目前全球发病率及死亡率第一的恶性肿瘤，其中 NSCLC 是最常见的类型，约占所有肺癌病例的 85%。表皮生长因子受体（epidermal growth factor receptor, EGFR）基因突变是 NSCLC 中重要的分子亚型，约占所有 NSCLC 患者的 10% ~ 15%，在亚洲人群中所占比例则达到了接近 50%。

EGFR 是一种酪氨酸激酶受体，通过调控细胞增殖、分化和生存等信号通路发挥作用。在 NSCLC 中，EGFR 基因的突变通常位于第 18、19、20 和 21 号外显子，其中以 19 号外显子的缺失突变（19del）和 21 号外显子的 L858R 点突变最为常见，分别占 EGFR 突变的 45% 和 40%，被称为经典突变，见图 7.1。

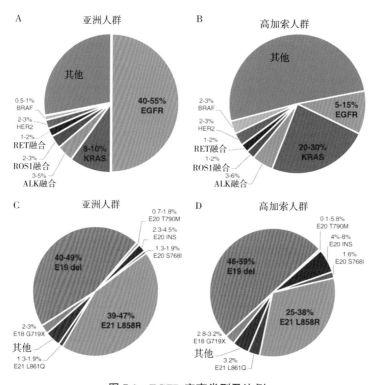

图 7.1　EGFR 突变类型及比例

具有特定类型 EGFR 突变的患者通常对于酪氨酸激酶抑制剂（tyrosine kinase inhibitor, TKI）类药物有着良好的治疗反应。根据指南推荐，对于 EGFR 经典突变的 I B 期以上的 NSCLC 患者，推荐在术后进行为期 3 年的 EGFR TKI 辅助靶向治疗；对于根治性同步放化疗后无疾病进展的、不可切除的 II / III 期的 NSCLC 患者，如存在 EGFR 经典突变，可使用奥希替尼巩固治疗；而对于 IV 期的肺癌患者，如存在 EGFR 经典突变或其他特定的突变，也推荐将 EGFR TKI 作为初始治疗。

总之，目前对于 EGFR 突变的患者，尤其是经典突变的患者，EGFR

TKI 已经成为最重要的治疗选择，近乎全面地覆盖了术后辅助治疗、同步放化后的巩固治疗以及晚期的全身治疗。新辅助治疗成为 EGFR TKI 唯一尚未攻克的领域。本章节所讨论的奥希替尼用于非小细胞肺癌新辅助治疗的研究就是对这一领域的探索尝试。

1.2 药物作用机制

EGFR 是一种跨膜蛋白，属于受体酪氨酸激酶（receptor tyrosine kinase，RTK）家族，胞外段可与配体结合，胞内段则为酪氨酸激酶结构域。当 EGFR 被激活时，其胞内段会发生自磷酸化，进而启动下游 PI3K-AKT-mTOR、RAS-RAF-MEK-ERK 等通路的信号传导，调控细胞增殖、分化、迁移和存活。然而，EGFR 的特定突变将导致受体的持续激活，引起下游通路的异常活化，进而促进肿瘤细胞的生长和存活。这些突变是 NSCLC 最重要的驱动突变。

EGFR TKI 可以与 EGFR 的 ATP 结合位点竞争性地结合，进而抑制其酪氨酸激酶的活性，阻断其自磷酸化的过程和下游信号通路的激活，进而恢复细胞的正常生长调控，诱导肿瘤细胞凋亡（图 7.2）。最初研发的 EGFR TKI 可以与发生经典突变的 EGFR 结合，但治疗后大部分患者会出现 T790M 的突变，通过空间位阻效应和增强 ATP 与 EGFR 的亲和力降低 EGFR TKI 与 EGFR 的结合，进而导致肿瘤对这类的 EGFR TKI 产生耐药。

奥希替尼是一种口服的、不可逆的 TKI 药物，可以与 EGFR 酪氨酸激酶结构域中 ATP 结合位点边缘的 C797 形成共价结合，从而与具有经典突变或含有 T790M 双突变的 EGFR 进行不可逆结合。奥希替尼对野生型 EGFR 的亲和力更低，作用选择性更高，并且可以透过血脑屏障。因此，对于具有经典突变的 NSCLC 患者，以及具有 T790M 耐药突变的患者，均可以通过使用奥希替尼而恢复细胞增殖和生存的正常调控，从而抑制肿瘤生长。

1.3 药物研发历程

奥希替尼是第三代的 EGFR TKI。如前所述，在奥希替尼之前，各大药企已经开发了第一代和第二代的 EGFR TKI，比如第一代的厄洛替尼、吉非替尼，第二代的阿法替尼等。第一代的 EGFR TKI 可以与 EGFR 发生可逆性结合，进而竞争性抑制其活性，第二代的药物可与 EGFR 不可逆结合，因此展现出了更强的抑制作用。然而 EGFR 突变的患者在使用 TKI 后难以避免耐药的发生，进而出现疾病进展。在一线治疗中，第一代或第二代 EGFR TKI 治疗的中位无进展生存期（progression-free survival，PFS）为 8 ~ 11 个月。其耐药机制多种多样，但 50% ~ 60% 的获得性耐药与 EGFR T790M 突变有关。因此，为了克服 EGFR T790M 引起的耐药性，阿斯利康启动了对奥希替尼的开发。

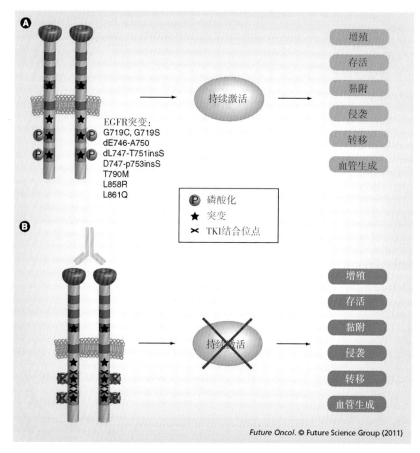

图 7.2　EGFR TKI 作用机制示意图

奥希替尼的临床试验之路始于 AURA 研究。AURA 研究是一项多中心开放标签 I / II 期研究，旨在探索奥希替尼（AZD9291）在一代 EGFR TKI 耐药的晚期 NSCLC 患者中的剂量、安全性、药物代谢动力学以及抗肿瘤活性等，其结果于 2015 年发表于《新英格兰医学杂志》。研究共纳入了 253 例 EGFR TKI 治疗后影像学证实为疾病进展的晚期 NSCLC 患者，接受每日一次，每次 20-240 mg 等奥希替尼治疗。结果显示整体的 ORR 为 51%，其中检测到 T790M 突变的 127 例患者中 ORR 为 61%，中位 PFS 9.6 个月，而未检测到突变的 ORR 则为 21%，中位 PFS 2.8 个月。为后期适应证的选择奠定了基础。此后，阿斯利康又进行了另一项 II 期临床试验，AURA2 研究，纳入了 210 例 EGFR T790M 突变阳性的既往 EGFR TKI 治疗进展的晚期 NSCLC 患者，接受每日一次，每次 80 mg 的奥希替尼治疗，最终 ORR 达到 70%。

基于 AURA 和 AURA 两两项研究的结果，奥希替尼在 2015 年 11 月获得了美国 FDA 的加速批准上市，用于二线治疗 EGFR T790M 突变阳性的转移性 NSCLC，此后又基于 III 期研究 AURA3 取得了完全获批，正式成为一、二代 EGFR TKI 治疗后出现 EGFR T790M 耐药突变患者的治疗选择。

此后，FLAURA 研究、ADAURA 研究、FLAURA2 和 LAURA 研究相继开展，分别对奥希替尼的一线治疗、辅助治疗和同步放化疗后的巩固治疗疗效进行了探索。基于这些研究的结果，美国 FDA 分别于 2018 年 4 月批准奥希替尼作为 EGFR 经典突变阳性的局部晚期或转移性 NSCLC 患者的一线治疗药物，于 2020 年 12 月批准其作为携带 EGFR 经典突变的 NSCLC 术后辅助治疗，并于 2024 年 2 月批准奥希替尼联合铂类化疗用于 EGFR 经典突变的局部晚期或转移性 NSCLC 成人患者的一线治疗。

8 次登顶 NEJM，奥希替尼可以称得上是一个传奇性的药物，开启了肺癌的靶向治疗新时代，至今仍在不断地探索新的治疗模式，其中就包括本章要讨论的新辅助治疗。

1.4　同类产品研究概况

在奥希替尼以外，诸多 EGFR TKI 都在进行新辅助治疗的尝试，包括一代的吉非替尼、厄洛替尼，二代的阿法替尼等，其中大部分的研究都是小样本量的单臂 II 期研究，以 ORR 为主要研究终点。

在这些研究中，EMERGING-CTONG 1103 是比较重要的一项研究，是在新辅助靶向治疗研究中少见的随机对照研究。具体来看，这是一项探索厄洛替尼新辅助治疗疗效的多中心、开放标签、II 期随机对照研究。

研究共纳入了 72 例具有 EGFR 经典突变的Ⅲ A-N2 期患者，1：1 随机至厄洛替尼治疗组或吉西他滨联合顺铂治疗组，分别接受 42 天的靶向治疗，或 2 个 21 天周期的化疗。研究的主要研究终点为 ORR，次要研究终点包括淋巴结降期率、pCR 率、PFS、总生存期（overall survival，OS）和安全性等。结果显示，两组的 ORR 分别为 54.1% 对比 34.3%（OR 2.26，95% CI, 0.87 ~ 5.84，$P = 0.092$），中位 PFS 为 21.5 个月对比 11.4 个月（HR 0.36，95% CI 0.21 ~ 0.61，$P < 0.001$），中位 OS 为 42.2 个月对比 36.9 个月（HR 0.83，95% CI 0.47 ~ 1.47，$P = 0.513$）。从数值上来看，新辅助靶向治疗显示出一定的优势，但是在主要研究终点 ORR 上两组的结果统计学差异并不显著，次要终点中 PFS 有统计学显著的延长，但是并没能转化为 OS 的显著获益。

TEAM-LungMate004 是针对二代 EGFR TKI 阿法替尼开展的一项单中心、单臂Ⅱ期临床试验，主要研究终点为 ORR，次要研究终点为 pCR、病理降期率、PFS、OS 等。研究共纳入 43 例Ⅲ期 EGFR 经典突变阳性的 NSCLC 患者，在手术前接受 8 ~ 16 周的阿法替尼治疗。从结果来看，最终的 ORR 为 70.2%，MPR 9.1%，pCR 3%。

可以看到，从一代到三代的 EGFR TKI 类药物都在积极探索新辅助治疗的有效性，但从目前已有的研究及结果来看，仍以约 30 例的小样本Ⅱ期探索性研究为主，ORR 多位于 50% ~ 70%，MPR 多为 10% ~ 15% 的水平，并不十分理想，见表 7.1。

2 案例解析和对未来新药开发的启示

Q： 如何理解奥希替尼在新辅助治疗领域失利的原因？

韩彦杰： 在晚期、辅助、和巩固治疗都不断获得阳性结果的奥希替尼于新辅助治疗中失利，其中的原因可以从以下几个方面进行分析。

①作用机制：根据前面提到的奥希替尼的作用机制，这类 EGFR TKI 药物主要是起到将肿瘤细胞异常的增殖、生长等过程正常化的作用，这样的作用既不同于化疗药对于快速分裂细胞的直接毒性，也不同于免疫治疗调动自身免疫细胞对于肿瘤细胞的杀伤，而是相对来说较为温和的一种作用机制。因此，EGFR TKI 类药物有可能因杀伤性不足，而难以在

表 7.1　EGFR TKI 新辅助治疗临床试验概况（部分）

药物	治疗时长	研究期别	样本量	辅助治疗	分期	疗效 ORR	病理降期	病理学响应
吉非替尼	4 周	II	36	SoC	I	11	TNM: 43%	—
吉非替尼	3 ~ 5 月	II	10	吉非替尼 * 6m	III A	—	TNM: 100% 淋巴结：70%	—
吉非替尼	6 周	II	35	SoC	II ~ III A	54.5	—	MPR:24.2 pCR:12.1
厄洛替尼 vs. 化疗	4 ~ 7 周	II	31	SoC	III A	67 vs. 19	—	MPR: 67 vs. 38 pCR: 0 vs. 12.5
厄洛替尼 vs. 化疗	6 周	II	72	厄洛替尼	III A-N2	—	—	MPR: 9.7 vs. 0 pCR: 0 vs. 0
奥希替尼	4 ~ 8 周	II	27	—	I ~ III A	48	淋巴结：44%	MPR: 15 pCR: 0
奥希替尼	6 周	II	40	SoC	II A ~ III BN2	71	TNM: 53.3 淋巴结：42.9	MPR: 10.7 pCR: 3.6

新辅助治疗阶段快速地实现病理缓解。

另外，对于 EGFR 突变的患者来说，肿瘤内部存在一定的异质性，除了 EGFR 经典突变外，还有一部分克隆同时合并其他的突变，从而产生对于奥希替尼的原发耐药性。这些耐药克隆的存在使得奥希替尼或其他的 EGFR TKI 无法实现 pCR，甚至 MPR。FLAURA 的研究数据显示，患者的中位缓解深度为 54.7%，如果粗略地认为病理学和影像学上的环节水平接近，意味着约 50% 的患者可以达到病理缓解的水平，但远远达不到 MPR（≤ 10% 的肿瘤剩余），见图 7.3。

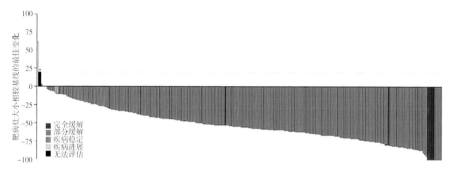

图 7.3　FLAURA 研究治疗相应数据

②给药时长：总结既往 EGFR TKI 新辅助靶向治疗的给药时长设计，基本集中于 4 ~ 6 周的水平。此项奥希替尼的新辅助治疗设计了最长 8 周的给药时间，最终的中位给药时长为 56 天。然而这样的给药时长设计是否合理？是否能够达到最佳的一个效果呢？可能还需要进一步的考量。

依然是从 FLAURA 研究的数据来看，不论是对于奥希替尼还是对照组选择的其他 EGFR TKI 药物，中位的响应时间（median time to response, mTTR）为 6 周，也就是说即使在在影像学水平上，也要 6 周的靶向治疗才能实现靶病灶 30% 的缩小。而进一步从不同治疗时长后的响应比例来看，6 周后有 60% 的患者达到部分缓解（partial response, PR），而 12 周后这个比例提升到了 87%，18 周时稳定在了 89%。即如果以 MPR 作为目标，则 4 ~ 8 周的治疗时长很可能不够。

因此，对于新辅助靶向治疗而言，目前的给药时长是否合理，是否可以通过延长给药时间来提高最终的病理响应率、pCR 率等，还需要后续的进一步研究和更精细的设计。

③人群选择：对于新辅助治疗的研究来说，纳入人群的选择是研究设计中至关重要的一部分，需要考量治疗真正的目标人群和可获益人群。而在这项奥希替尼的新辅助治疗研究中，纳入的人群为Ⅰ～ⅢA期的NSCLC 患者，并且患者的临床分期是从Ⅰ期到ⅢA期基本平均的分布。但是这个设计是否合理或许有待商榷。

徐嵩：在人群选择中，需要考虑的是新辅助治疗最大的目的是什么。是追求病理缓解率？是将临界可切除转为可切除？还是缩小手术范围，减少对患者生理功能的损伤？当然从最终结果来说，最根本的目的一定是实现患者 OS 的获益，可是这个过程是不是一定要通过增加新辅助治疗才能实现，如何平衡新辅助治疗、手术治疗和术后辅助治疗之间的关系，是在设计试验的时候需要考虑的。而回到这项研究的设计来看，均衡地纳入Ⅰ～ⅢA期患者使得其很可能偏离了临床上实际的应用场景。比如，在实际临床中，有多少比例的Ⅰ期患者有新辅助治疗的需求？而对于Ⅰ期或者ⅠA期的患者，有多少比例的患者会在手术前进行穿刺活检、进行基因检测？从经验来看，这个比例并不高。因此，在新辅助治疗中，需要更加谨慎、仔细地进行纳入人群的设计。

Q：是否有可能通过延长给药时间而提高奥希替尼或其他 EGFR TKI 新辅助治疗中的病理响应率？

韩彦杰：2022 年的 ASCO 上有一项关于 NSCLC 新辅助治疗的研究报道，其中 4 例患者因病灶的持续缓解而接受了延长的 EGFR TKI 新辅助治疗，最终中位的治疗时间为 185 天，4 例患者全部达到了 pCR，展现了通过延长给药时间而实现提高病理响应率的可能性。但是需要注意的是，这个前提是患者对于 EGFR TKI 有持续的响应，即筛选了对于 EGFR TKI 治疗敏感的人群。

徐嵩：对于新辅助治疗而言不得不考虑的一点是治疗对于手术的影响。从外科临床的角度来看，相对于化疗和免疫治疗，新辅助靶向治疗后通常组织会有较严重的纤维化和水肿，导致血管、气管与周围组织致密粘连，气管与动脉之间的间隙、淋巴结与气管或食管之间的间隙变得不清楚，明显增加了术中分离组织的难度。并且从经验来看，新辅助治疗时间越长，手术的难度越大。因此，延长给药时间后手术的安全性如何仍是未知。同时，延长给药时间后是否能获得足够有意义的病理响应率的提升、OS 的获益，使得外科大夫有意愿接受难度更高的手术，也是需要后续关注的。

因此整体来说，延长给药时间确实有可能提升奥希替尼以及其他 EGFR TKI 新辅助治疗中的疗效，但能提升多少、获益与增加的手术难度能否平衡，仍有待进一步研究来回答。

Q： 本项研究选择了 MPR 作为主要研究终点，这是否是一个合适的替代终点选择？

韩彦杰： 单纯从研究的角度来讲，替代终点的选择一方面有可能会影响到试验本身能否成功，另一方面也体现了试验对于临床实践的指导和对患者的意义。但是好的替代终点应该与我们所关心的金标准终点有良好的相关性，同时要有比较好的可操作性、易于获得，这样才能缩短临床试验的周期。

目前对于新辅助治疗而言，常见的替代终点选择包括临床角度的 R0 切除率、淋巴结降期率，影像学上的 ORR，病理学角度的 MPR、pCR，以及生存角度的无病生存期（disease-free survival，DFS）等。而在 EGFR TKI 新辅助靶向治疗的研究中，ORR 和 MPR 是应用最广泛的替代终点。

但是实际上到目前为止，在肺癌的靶向治疗领域，MPR 与临床终点 OS 之间的相关性尚无定论，仍缺乏高质量的前瞻性研究来做 MPR 与 OS 之间相关性的支持。目前仅有一些小规模的研究中有相关的报道，比如在一项纳入 35 例患者的吉非替尼新辅助治疗的 II 期研究中，可以观察到达到 MPR 的患者的 DFS 显著优于未达到 MPR 的患者，但是在 OS 上则并未观察到显著的差异（图 7.4）。因此，MPR 是否能够作为最终 OS 的一个替代终点，目前还存在一定的争议，有待进一步探索。

另一方面，目前对于 MPR 的定义是病理剩余肿瘤 ≤ 10%，这是在新辅助化疗的研究中，以 NSCLC 作为整体进行分析而提出的临界值。然而，有一些新的研究对临界值进行了进一步的探索，发现对于肺腺癌和肺鳞癌可能存在不同的临界值。研究结果表明，对于肺腺癌来说，当剩余肿瘤比例 < 65% 时，随着剩余肿瘤比例的增加，患者的累计死亡风险并没有显著的变化，而当剩余肿瘤比例增加到 65% 时，则可以观察到死亡风险的显著提高。如果以 65% 作为一个区分临界值，可以观察到 OS 的显著的差异。在肺鳞癌中，则是 10% 的比例可以作为良好的临界值进行区

分（图 7.5）。因此，在未来是否需要根据肿瘤的组织病理类型进行病理
反应的最佳临界值定义和调整，还需要进一步的研究。

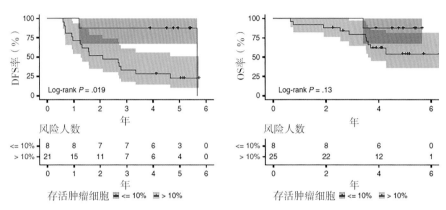

图 7.4　吉非替尼新辅助研究结果

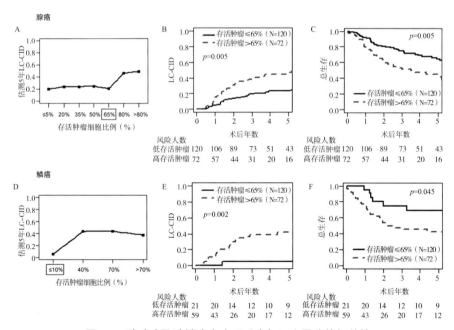

图 7.5　肺腺癌及肺鳞癌中病理反应与死亡风险的相关性

总之，MPR 与 OS 之间的关系复杂，与瘤肿、药物作用机制等都有关系。
在新辅助免疫治疗领域，已经提出了免疫相关的病理反应标准（irPRC）
用于评估，在新辅助靶向治疗中是否也需要提出新的评估标准有待研究。

使用目前标准下的 MPR 作为新辅助靶向治疗的替代终点，仍存在一定的不确定性。

Q：如果研究的假设保守一些，或者研究人群选择更加精准，这项研究是否不会失败？

韩彦杰：从既往的 EGFR TKI 新辅助研究的结果来看，不论是一代还是三代药物，整体的 MPR 都保持在 10% ～ 15%。而在这项研究中，研究者激进地以 50% 的 MPR 作为假设进行了试验样本量的计算，是显著高于历史数据的。这样的设计是否合理？如果在试验设计的过程中保守一些，是不是这就是一项成功的研究了呢？

吴海燕：实际上，研究假设和样本量计算是一把双刃剑。如果假设 MPR 较低，比如根据历史数据设定 15% 或 20%，那么试验所需的样本量就不会像现在这样小（27 例），而会显著增大。对于 Ⅱ 期研究来说，这样的假设可能不太现实。通常来说，Ⅱ 期研究是假设药物有一个很好的疗效，因此需要较少的样本量即可观察到显著的差异，从而顺利进入 Ⅲ 期研究。如果 Ⅱ 期研究中预设的是一个较低的疗效，那么对于研究的推进意义就不大了。

人群选择方面，EGFR 突变的人群确实存在一定的异质性，通过精准选择入组人群确实有可能获得阳性的结果。包括在本项研究中，也通过免疫组化、测序等手段对潜在获益的精准人群进行了探索。结果发现，具有 *RMB10* 功能缺失突变的患者病理响应率为 0%，同时发现手术残留病灶中 YAP 蛋白高表达。这样的结果确实给了我们一些原发耐药人群的提示。但是如果直接将入组患者限定在一个很小的人群内，将会面临入组困难、临床应用场景受限的困境。因此，在早期的临床研究中，更可行的方式或许是设定一个相对精准的人群，然后通过事后分析探索疗效突出或治疗无效人群的特征。

Q：同为 TKI 类药物，为什么 ALK 抑制剂新辅助治疗的病理反应格外好？

韩彦杰：虽然同为 TKI 类药物，但作用的靶点和机制不同，就有可能造成疗效上的差异。从晚期的数据来看，ALK 融合患者接受 TKI 类药物治疗的疗效远远优于 EGFR 突变患者接受 EGFR TKI 的疗效。究其本质，可能是由于 ALK 融合的 NSCLC 与 EGFR 突变的 NSCLC 间存在不

同的分子学背景和生物学行为。一方面，ALK 融合和 EGFR 突变在肿瘤
发生过程中的驱动性可能存在差异，肿瘤对于 ALK 融合及下游通路的依
赖性可能更强，因此 ALK 抑制剂的疗效更好。另一方面，ALK 阳性的
NSCLC 存在的共突变比例相对更低，肿瘤内部的异质性相对更小，因此
对 ALK 抑制剂有着更好的治疗响应。这再一次体现了作用机制对于新辅
助治疗疗效的影响，ALK TKI 抑制肿瘤生长的作用更强，肿瘤内异质性
更小，就可以获得更明显的病理反应和更高的 MPR。随着单细胞测序技
术的发展以及人们对于肿瘤内部异质性的关注，后续对于不同驱动基因
阳性的肿瘤或许会有更深入的理解，这也有助于更好地选择新辅助靶向
治疗的方案和人群。

Q：肺癌新辅助治疗和辅助治疗药物开发的差异是什么？

韩彦杰：在回答新辅助治疗和辅助治疗药物开发差异之前，需要先
明确新辅助治疗和辅助治疗的差异。首先是治疗目的的差异。对于新辅
助治疗，主要的目的是在手术前缩小肿瘤，使不可切除的肿瘤变为可切，
或者减小手术范围、减小手术创伤，进而提高患者的治愈机会。而对于
辅助治疗来说，则是针对可手术的患者，在术后消灭残存的微小病灶，
降低复发率。其次是治疗时间、时长的差异。新辅助治疗在手术前进行，
治疗周期较短，通常持续几周到几个月，在追求肿瘤缩小的同时还要考
虑对手术难度的影响。而辅助治疗在手术后进行，可以有较长的治疗周期，
通常持续几年，细水长流，延缓患者的术后复发。

因此，从治疗目的和治疗时长的区别可以看出，理想的新辅助治疗
药物应该可以实现在短时间内有效缩小肿瘤的体积，即选择高效、快速
起效的治疗方案。而辅助治疗药物因一般需要长期使用，因此安全性和
耐受性更加重要，同时因为已经切除了原发病灶，处于无瘤状态，所以
相对来说对于肿瘤杀伤效率并不一定要有很高的要求。对于肿瘤杀伤性
要求的差异可能是奥希替尼在辅助治疗中虽获得阳性结果，但是在新辅
助领域没能获得突破的原因之一。

另外，对于肺癌辅助治疗而言，无论是化疗、靶向治疗，还是免疫
治疗，都已经有了比较成熟的替代终点，即无病生存期（DFS）。但是对
于新辅助治疗而言，目前的替代终点还在探索中。根据国家药品监督管
理局药品审评中心（CDE）2022 年发表的《在抗肿瘤药物临床试验中运

用替代终点的审评考量》，替代终点在不同癌种间不可外推，在不同治疗干预间亦不可外推。因此虽然对于乳腺癌而言，pCR 已成为比较成熟的新辅助治疗研究的替代终点，对于 NSCLC 新辅助化疗来说，MPR 已成为较为可靠的替代终点，但如前所述，对于肺癌新辅助靶向治疗而言，仍缺乏成熟可靠的替代终点。

此外，进行新辅助治疗不得不考虑的一点是对于手术的影响，因为治疗难免会增加手术分离组织的难度，尤其是对于本身就与血管关系密切的肿瘤。因此从这个角度来看，设计药物新辅助治疗研究时，更为合适的或许是将围术期作为整体来考虑。新辅助治疗和辅助治疗就像是手术两边的天平，在设计的时候需要分配、平衡新辅助和辅助治疗的时长，结合手术提升综合治疗的效果，而非一味地追求病理上的肿瘤消退比例。

因此，虽然辅助治疗和新辅助治疗仅仅隔了一个手术，但是在药物选择、试验设计考量等方面都存在着差异。

Q：EGFR TKI 在 NSCLC 新辅助治疗中的未来发展方向是什么？

潘鹏：从目前正在进行中的研究来看，NSCLC 中 EGFR TKI 新辅助治疗的发展方向可以分为 2 种，一种是单药治疗，另一种则是联合治疗。

在单药治疗的方向上，目前研究的发展方向包括：①延长给药时间，从既往的 6 周延长至 8 周甚至 12、16 周的水平；②调整纳入人群，从既往比较广泛的 I ～ III 期患者调整为 III 期为主的设计，甚至有研究开始纳入 IV A 期的患者，见表 7.2。

表 7.2　正在进行的 EGFR TKI 单药新辅助治疗研究

NCT 编号	药物	样本量	新辅助时长	辅助时长	研究期别	分期	主要终点
NCT03349203	埃克替尼	60	8 周	2 月	II	III B	ORR
NCT03749213	埃克替尼	36	8 周	2 月	II	III A ～ N2	ORR
NCT02820116	埃克替尼	67	8 周	无	II	III A ～ III B	R0 切除率
NCT04201756	阿法替尼	47	8 ～ 16 周	1 月	II	III	ORR
NCT02824952	奥希替尼	40	6/12 周	无	II	III A/B	ORR
NCT04816838	奥希替尼	25	8 周	3 月	—	I ～ III A	ORR

续表

NCT 编号	药物	样本量	新辅助时长	辅助时长	研究期别	分期	主要终点
NCT04685070	阿美替尼	56	8 ~ 16 周	1 月	Ⅱ	Ⅲ	ORR
NCT04455594	阿美替尼 vs. 厄洛替尼 vs. 化疗	168	12wk	无	Ⅱ	Ⅲ A ~ N2	ORR
NCT04841811	阿美替尼	156	8 周	基于 ctDNA, 最多 2 年	Ⅱ	Ⅲ	ORR; EFS
NCT05469022	拉泽替尼	40	9 周	3 月	Ⅱ	Ⅰ ~ Ⅲ B	ORR
NCT05503667	伏美替尼	96	16 周	无	Ⅱ	Ⅲ ~ Ⅳ A	ORR

除了单药的探索外，TKI 联合化疗也是目前探索的方向之一（见表 7.3）。Neo-Ipower 研究是一项一代 EGFR TKI 艾克替尼联合化疗新辅助治疗 Ⅱ ~ Ⅲ B（N2）期 EGFR 经典突变阳性 NSCLC 的单臂 Ⅱ 期研究，共入组 28 例患者，与手术前接受 8 周的 TKI 治疗，同时化疗 2 个周期。主要研究终点为 MPR，次要研究终点包括 ORR、pCR、DFS、OS 等。最终共 7.1% 的患者实现 MPR，ORR 82.2%，没有患者达到 pCR。这个结果和同为一代 TKI 的厄洛替尼在 EMERGING-CTONG 1103 研究中的单药新辅助治疗表现相比，虽然 ORR 提高了接近 30%，但是 MPR 依然很不理想，对比历史数据没有明显的提高。

探索新辅助化疗 + 安慰剂 vs. 奥希替尼 + 化疗 vs. 奥希替尼单药的 NeoADAURA 研究也正在进行中，也是目前唯一的一项 Ⅲ 期研究。从设计来看，可以看到研究中的新辅助治疗时长也是对比本章所讨论的 Ⅱ 期研究有所延长，增加到了 3 个周期（12 周）。另外，研究的人群也排除了 Ⅰ 期的患者，仅选择纳入 Ⅱ ~ Ⅲ B 期的患者。期待这些试验设计上的优化是否能带来最终治疗效果的提升。

表 7.3　新辅助 EGFR TKI 联合化疗的临床试验

研究名称 / NCT 编号	样本量	药物	新辅助时长	辅助治疗	研究期别	分期	主要终点
NEOAFA	30	阿法替尼 + 化疗	3 周期	阿法替尼 > 2 年	Ⅱ	Ⅱ A ~ Ⅱ B	MPR, ORR

续表

研究名称 / NCT 编号	样本量	药物	新辅助时长	辅助治疗	研究期别	分期	主要终点
NeoA DAURA	328	化疗 vs. 奥希替尼 vs. 奥希替尼 + 化疗	3 周期	—	Ⅲ	Ⅱ ~ Ⅲ B	MPR
NOCE01	30	奥希替尼 + 化疗	奥希替尼 60 d+2 周期化疗	—	Ⅱ	Ⅲ	ypN0 比例
NeoIpwer	27	埃克替尼 + 化疗	2 周期	—	Ⅱ	Ⅱ ~ Ⅲ B	MPR
NCT 05132985	45	埃克替尼 + 化疗	直至 SD 或 PR	埃克替尼 + 化疗 *2 周期后续埃克替尼 2 年	Ⅱ	Ⅱ ~ Ⅲ B	MPR
FORESEE	40	伏美替尼 + 化疗	伏美替尼 9 周 + 化疗 3 周期	—	Ⅱ	Ⅲ A ~ Ⅲ B	ORR

韩彦杰：在对治疗本身的优化以外，通过基因突变、蛋白表达等生物标记物对患者进行精细化的分群，识别出可能从 EGFR TKI 新辅助治疗中获益的患者人群，可能也是未来发展方向之一。比如基于此项研究的探索性结果，筛选 *RBM10* 野生型的患者接受新辅助治疗可能获得更高的治疗响应。同时，由于肿瘤残留病灶中 YAP 高表达，联用 YAP 抑制剂也有可能进一步促进肿瘤的缩小。此外，ctDNA 等生物标志物的监测和以此为基础的个体化治疗，也是未来发展的方向之一。这些都需要未来更进一步的探索和验证。

虽然到目前为止，尚未见到令人满意的结果，但 EGFR TKI 新辅助治疗的方向仍在不断探索中。但同时，也要关注其他 NSCLC 新辅助治疗的进展，尤其是对于 EGFR 突变阳性的这部分患者。NEOTIDE 研究是一项探索信迪利单抗联合铂类化疗新辅助治疗 EGFR 突变阳性（不限于19del 或 L858R 突变）NSCLC 的 Ⅱ 期研究，预计纳入 35 例 EGFR 突变Ⅱ ~ Ⅲ B（N1 ~ N2）期的患者，接受 3 个周期的信迪利单抗联合化疗后进行手术。研究的主要终点为 MPR。根据中期分析的结果来看，共入组18 例患者，MPR 达到了 44%，ORR 78%，展现了非常不错的疗效，也填补了这一领域的空白。虽然只是小样本的研究，暂时还没有生存数据的公开，但这样不俗的疗效数据也给新辅助靶向治疗增添了新的希望。未来靶向治疗是否能探索出一条道路，找到可获益的精准人群，或者探索出良好的联合用药方案，还需要更多更精妙的研究来探索。

结语

此项奥希替尼新辅助治疗 II 期临床的阴性结果的基础，是 EGFR 突变 NSCLC 患者人群的异质性和 EGFR TKI 作用机制在新辅助领域的水土不服。此外，用药时长设计的不足、可获益人群的不精准选择，以及不充分的联合用药探索等，也为此阴性结果做出了或多或少的贡献。EGFR 突变人群的新辅助靶向治疗的探索仍在不断进行中。在未来，人群的精准选择和联合用药将成为有潜力的发展方向。除此之外，新辅助靶向治疗的替代终点也亟待进一步的研究。目前的阴性结果多以 MPR 作为替代终点，而随着既往 EGFR TKI 新辅助治疗研究 DFS、OS 数据的成熟，新辅助靶向治疗中 MPR 与生存之间的关系将得以明晰，其临床意义也将得到更好的回答。

第 8 章

细胞治疗制备流程和
临床方案设计对结果的影响

——CD19 CAR-T *细胞疗法用于复发难治性 B 细胞 淋巴瘤的 Ⅲ 期临床试验（BELINDA）*

引言

2017 年，诺华的 CD19 CAR-T Tisa-cel（Kymriah）获批上市，成为全球首个获批的 CAR-T 疗法，在后线治疗复发难治性（relapsed/refractory，R/R）的淋巴瘤、急性淋巴细胞白血病中都显示出了强劲疗效，其被寄予厚望的淋巴瘤二线治疗的 Ⅲ 期研究却意外折戟。在 Ⅲ 期 BELINDA 研究中，纳入一线治疗 12 个月内复发 / 难治性（R/R）侵袭性 B 细胞非霍奇金淋巴瘤患者（大 B 细胞淋巴瘤，large B-cell lymphoma，LBCL），与化疗 + 自体干细胞移植的标准治疗相比，Tisa-cel 未能改善主要终点无事件生存期（event free survival，EFS）。2 条生存曲线几乎重合，所有终点指标都没有任何优势。与此相反，另外 2 款相同靶点的 CAR-T 产品，采用与 BELINDA 相似的设计，却在该适应证上大获全胜，均达到主要终点无事件生存期（EFS）。

相同的靶点和机制，相似的试验设计，为什么 3 款 CAR-T 的命运截然不同？ Tisa-cel 失败的原因是什么？ 这为 CAR-T 的临床应用带来怎样的启示，见图 8.1。

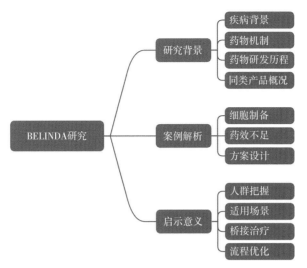

图 8.1　BELINDA 研究案例背景及解析

1 回溯研究的背景

1.1　疾病背景

淋巴瘤是全球范围内发病率最高的恶性血液系统肿瘤，且发病率仍在逐年上升，2022 年全球新发淋巴瘤病例数约为 64 万，死亡病例数约为 27 万。我国淋巴瘤的发病率增长较快，每年新发约 11 万例，死亡约 6 万例，疾病负担不断加重。淋巴瘤病理分类复杂，大致可分为霍奇金淋巴瘤（HL）和非霍奇金淋巴瘤（NHL）2 类。HL 预后较好，但只占所有淋巴瘤的 9%。NHL 预后较差，特别是侵袭性 NHL，主要包括细胞淋巴瘤、高级别 B 细胞淋巴瘤、伯基特淋巴瘤等。复发难治性的侵袭性 B 细胞淋巴瘤（弥漫大 B、高级别 B 等）传统治疗缓解率低，客观缓解率仅为 30%，中位生存期仅 6 个月；部分患者可以通过大剂量化疗 + 移植获得长期生存，但适合移植的人群相对狭窄，占比不足 20%。因此，对于复发难治性的侵袭性 B 细胞淋巴瘤患者，临床亟需有效的治疗手段。

1.2　药物机制

CAR-T 细胞疗法全称为嵌合抗原受体（chimeric antigen receptor, CAR）T 细胞疗法，是经基因工程改造的 T 细胞免疫治疗，可表达用于识别特定肿瘤抗原的结构，从而精准杀伤肿瘤细胞。CAR-T 细胞治疗包括自体 CAR-T 和通用型 CAR-T，前者是用患者自身的 T 细胞在体外进行基因编辑后回输到患者体内（图 8.2），后者则是来源于健康的第三方供体，二者各有优势。本章节讨论的 Tisa-cel 包括 2 款同类的 CD19 CAR-T 均为自体 CAR-T。

CAR-T 细胞治疗有哪些特点和优势？在人体内又是如何发挥作用的？图 8.2 展示了 CAR-T 的结构和作用机制，通过基因编辑使 T 细胞表达 CAR 结构。目前常用的 CAR 结构主要包括 5 部分：胞外的抗原结合域（抗体单链可变区，ScFv）、铰链区（Hinge）、跨膜区、共刺激结构域（4-1BB，CD28 等）、胞内激活域。胞外的抗原结合域负责识别并结合靶抗原，铰链可将抗原结合域锚定于细胞膜上。当抗原被识别和结合后，产生的刺激信号传至胞内激活域，T 细胞被激活并发挥效应功能，T 细胞增殖活化为细胞毒性 T 细胞，并分泌穿孔素和细胞因子产生协同作用杀死肿瘤细胞。T 细胞信号活化的过程中还需要一些蛋白（如 4-1BB，CD28）介导的共刺激信号，CAR 结构中也包含这部分共刺激分子。

这样一来，相对于未经修饰的 T 细胞，CAR-T 细胞通过抗原 - 抗体特异性识别，无须再依赖于 MHC 的呈递，也有效避免了肿瘤细胞 MHC 表达下调造成的免疫逃逸。可识别的抗原种类更多，MHC 只能呈递蛋白质片段（多肽），而 CAR 可以识别细胞表面的蛋白质、多糖、脂类蛋白等，应用较为广泛。另外，相比于其他药物，CAR-T 细胞具有在体内扩增、长期存续的能力，相当于可以一直发挥作用的"活的药物"。

自体 CAR-T 的治疗流程如图 8.2 所示：①单采：从患者体内采集单个核细胞；②分离纯化并激活 T 细胞；③ T 细胞激活后，通过基因工程将 CAR 结构转染进 T 细胞；④体外培养，大量扩增 CAR-T 细胞至所需剂量；⑤通过质控、包装、运输等环节，最终回输回患者体内。从单采到回输平均需要 1 ~ 2 个月的时间。

1.3 药物研发历程

过继细胞免疫治疗更广义的概念，是将免疫细胞从人体提取分离，在体外进行扩增和鉴定后给患者回输，从而达到直接杀伤肿瘤或继发机体免疫应答来杀伤肿瘤的目的，这种将细胞重新输入人体的方法被称为"过继"。过继的免疫细胞可以是 T 细胞、肿瘤浸润淋巴细胞（TIL）、

NK 细胞等，CAR-T 是其中一类。过继细胞治疗肿瘤的设想最早出现在 20 世纪 50 年代，研究人员发现移植物可以抗击受体肿瘤的现象，并发现在其中起关键作用的是 T 细胞，1988 年 TIL 治疗黑色素瘤的研究发表在新英格兰医学杂志，其后越来越多的过继细胞疗法被开发应用于肿瘤治疗。

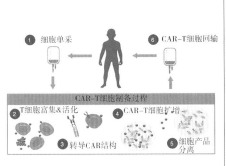 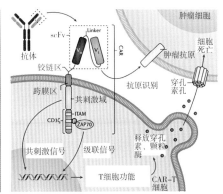

图 8.2　CAR-T 技术原理及作用机制示意图

CAR 的概念也在 20 世纪 80 年代就被提出，Eshhar Z 等在一项研究中，将表达特定抗体的基因序列赋予细胞毒 T 性细胞，给了 T 细胞识别特定特异性抗原的能力，同时实现了非 MHC 限制的活化和效应的增强，这是历史上首次提出 CAR 的概念。20 世纪 90 年代，随着转基因技术的出现，使得人们可以自由编码基因组（人工合成 CAR），并对编码的基因进行转染，从而改变 T 细胞识别抗原的特异性。CAR 分子的结构迄今为止也已经经历了 5 代更迭，逐渐优化加入共刺激分子、细胞因子等，提升细胞的增殖和杀伤能力。

2003 年，CD19 被证明可以作为有效的靶点，制备 CD19 CAR-T 杀伤肿瘤。2010 年 NCI 杂志报道了 1 例 CD19 CAR-T 成功治疗 NHL 的病例，2011 年 CAR-T 被报道应用于治疗慢性淋巴细胞白血病。Tisa-cel 最早由美国宾夕法尼亚大学的教授所研发，2012 年，诺华与宾夕法尼亚大学达成合作，获得在全球范围许可，开展 CAR-T 细胞治疗的平台建设。同年治愈了白血病小女孩 Emily，Emily 由此成为被 CAR-T 细胞"治愈"的首例白血病患者，目前无病生存超过 11 年。

2017 年被称为 CAR-T 治疗元年，2017 年 8 月，Tisa-cel 通过美国

FDA 批准用于治疗复发 B 细胞急性淋巴细胞白血病，成为首个获批上市的 CAR-T 产品。2018 年，基于 II 期 JULIET 研究，Tisa-cel 获批用于治疗至少接受过二线治疗的复发或难治性侵袭性 B 细胞淋巴瘤。在后线患者中看到显著疗效后，Tisa-cel 向二线推进，开展了 III 期随机对照研究BELINDA 研究。

1.4 同类产品研究概况

截至 2024 年 3 月，全球已获批 11 款 CAR-T 产品，其中 7 款的靶点为 CD19（针对 B 细胞淋巴瘤和白血病），4 款的靶点为 B 细胞成熟抗原（BCMA，针对多发性骨髓瘤）。其中有 3 款靶向 CD19 的 CAR-T 产品适应证为侵袭性 B 细胞淋巴瘤（图 8.3），其研发策略与关键研究设计也基本相似，分别是诺华的 Tisa-cel，吉利德 /Kite 的 Axi-cel，以及百时美施贵宝的 Liso-cel。3 款产品的结构类似，主要区别在于 Axi-cel 采用 CD28 共刺激域，而 Tisa-cel 和 Liso-cel 采用 4-1BB 共刺激域，其他结构基本一致。2 种共刺激域可能存在一定的功能差异，在活化效应和持续作用上各有特点，但对于孰优孰劣并无定论。3 款产品分别通过单臂研究（Tisa-cel 的 JULIET 研究、Axi-cel 的 ZUMA-1 研究、Liso-cel 的TRANSCEND 研究），获得 FDA 批准用于治疗二线或以上系统性治疗后复发 / 难治大 B 细胞淋巴瘤（LBCL），3 个研究将这些三线及以后极其复发难治患者的 1 年总生存率（OS）提升至约 50%，3 个研究的客观缓解率（ORR）在 39% ~ 58%，中位 OS 为 11.1 ~ 27.3 个月，较既往 OS 不足 6 个月的平均水平有显著提升（图 8.4）。值得注意的是，有相当比例的患者实现了长期缓解，ZUMA-1 研究的远期随访数据的 5 年 OS 达到了 42.6%，这意味着很多后线患者在接受 CAR-T 治疗后达到临床治愈。

基于以上积极的研究结果，CAR-T 治疗在侵袭性淋巴瘤的后线治疗中占据一席之地，3 款产品也纷纷布局二线治疗的探索，分别是 Tisa-cel 的 BELINDA 研究、Axi-cel 的 ZUMA-7 研究、Liso-cel 的 TRANSFORM 研究。3 个研究均为 III 期随机对照研究，对照组为临床二线标准治疗（scandard of care，SOC）：化疗 + 自体造血干细胞移植，BELINDA 研究取得阴性结果，但另外 2 个研究 CAR-T 组较 SOC 组都显著改善了 EFS，达到了主要终点，并成功获批二线适应证，下文将就 3 个 III 期研究进行详细的对比。同类产品 Axi-cel、Liso-cel 获批二线适应证，Axi-cel

同时还开展了 ZUMA-12 研究，初步探索 CAR-T 一线治疗高危 LBCL，标志着 CAR-T 正在逐渐改变淋巴瘤的治疗模式。

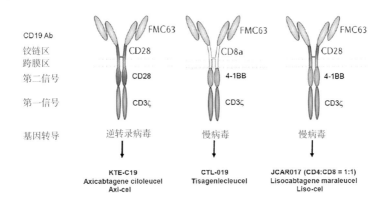

图 8.3　3 款 CAR-T 结构对比

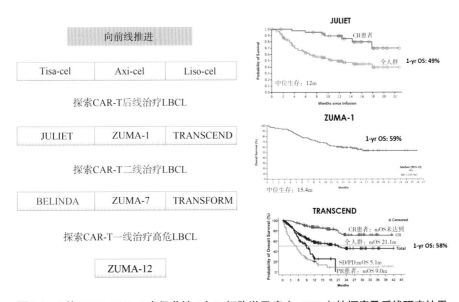

图 8.4　3 款 CD19 CAR-T 在侵袭性 / 大 B 细胞淋巴瘤（LBCL）的探索及后线研究结果

2　案例解析和对未来新药开发的启示

BELINDA 研究设计如图 8.5 所示，纳入一线治疗 12 个月内复发或难治性侵袭性淋巴瘤患者，相对是二线患者中较为难治和恶性的一部分，符合接受自体造血干细胞移植的条件。患者入组后按照 1∶1 随机分到 2 组，一组接受 CAR-T 治疗（经历单采、清淋、回输等过程），在等待 CAR-T 制备过程中允许接受桥接治疗。桥接治疗的目的是缓解症状、尽量减少疾病进展以确保患者能有条件接受 CAR-T 治疗。BELINDA 研究中桥接化疗方案同 SOC 组的标准化疗，且不限定治疗周期数、不限定桥接方案数目，这意味着患者在回输前可能已接受超过 1 种化疗。对照组则是按照临床诊疗常规，先接受二线挽救化疗，达到完全缓解（CR）/ 部分缓解（PR）后接受自体造血干细胞移植。若未达到 CR/PR，仅仅取得稳定（SD）/ 进展（PD）的疗效，则允许接受第 2 种桥接化疗方案，达到 CR/PR 后依然可以接受移植。如移植后仍为 SD/PD，或第 2 种化疗后也仅取得 CR/PR 的疗效没有移植条件，均可以交叉到 CAR-T 组。研究的主要终点为 EFS，对于事件的定义为在 12 周疗效评估时的疗效为 SD/PD（无论是否接受过移植）或死亡。

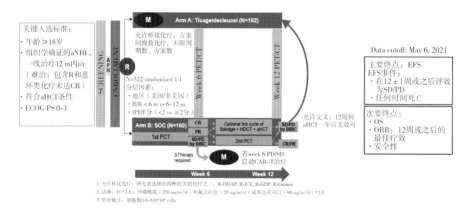

图 8.5　BELINDA 研究设计

BELINDA 研究共纳入 322 例患者，其中 CAR-T 组 162 例，SOC 组 160 例。CAR-T 组中 135 例（83.3%）接受了桥接化疗，155 例（95.7%）完成了清淋和回输，SOC 组只有 52（32.5%）的患者接受了移植，绝大多数人都因为疾病进展或者其他原因没有接受移植，这一比例也与临床普遍认知相当，但其中有 16 例患者是接受第 2 种挽救化疗方案后接受的移植。最终有 81 例交叉到 CAR-T 组接受了治疗。在所有接受桥接化疗的人中，接受 1 周期 36%，≥ 2 周期 48%，≥ 2 种 20%。对照组 54% 接受 ≥ 2 种方案挽救化疗（表 8.1）。在这里还存在一个问题，桥接治疗其实与 SOC 用的一样的方案，接受这么多强化疗是否影响 CAR-T 疗效及安全性的评估？在下文与同类产品的另外 2 个研究对比中将更容易得到答案。

表 8.1　3 个二线研究设计与结果对比

	Axi-cel (ZUMA-7)	Tisa-cel (BELINDA)	Liso-cel (TRANSFORM)
适应证	一线治疗原发难治或 12 个月复发的 LBCL/aNHL		
人数	359（180 *vs.* 160）	322（162 *vs.* 160）	184（92 *vs.* 92）
随访时间	24.9	10.0	17.5
桥接治疗	仅激素	允许 ≥ 1 周期，允许转换方案	仅允许 1 周期
允许更换 SOC 方案	不允许	允许	不允许
交叉	不允许，方案外可以转换治疗	允许	允许
EFS 定义	自随机开始 ·PD 或全因死亡 ·150 d 评效 < PR ·新的抗肿瘤治疗	自随机开始 ·全因死亡 ·12 周评效 < PR	自随机开始 ·PD 或全因死亡 ·9 周评效 < PR ·新的抗肿瘤治疗
回输天数	29 d	52 d	约 28 d
CAR-T 组桥接化疗（%）	0	83（48% ≥ 2 周期，20% 为 2 种）	63
SOC > 1 种化疗（%）	0	54	0
ASCT（%）	36	32.5	46
ORR（%）	SOC：50 CAR-T：83	SOC：43 CAR-T：46	SOC：48 CAR-T：86
CR（%）	SOC：32 CAR-T：65	SOC：28 CAR-T：28	SOC：39 CAR-T：66
mEFS（m）	8.3 *vs.* 2, HR 0.4 (0.31 ~ 0.51)	3 *vs.* 3, 1.07(0.82 ~ 1.4)	10.1 *vs.* 2.3, HR 0.35(0.23 ~ 0.53)
mPFS	14.7 *vs.* 3.7, HR 0.49(0.37 ~ 0.65)	—	14.8 *vs.* 5.7, HR 0.4(0.21 ~ 0.66)
mOS	NE *vs.* 25.7, HR 0.7(0.52 ~ 0.97)	16.9 *vs.* 15.3	NE *vs.* 16.4, HR 0.51(0.26 ~ 1.004)

续表

	Axi-cel (ZUMA-7)	Tisa-cel (BELINDA)	Liso-cel (TRANSFORM)
≥ 3 级 CRS/ NE（%）	6/21	4.9/1.9	1/4

关于疗效，中位随访 10 个月，2 组的 EFS 在 12 周的缓解率没有区别，发生事件数也是相近的（图 8.6）。值得注意的一点是，6 周评效的时候，CAR-T 组有 26% 的患者发生了进展，中位回输时间为 52 d（31 ~ 135 d），所以 6 周的时间点大多数患者尚未接受到 CAR-T 回输，或者是刚刚接受 CAR-T 治疗尚未起效，基本算是回输前的进展，因此这也可能对 CAR-T 的疗效存在影响。研究整体安全性尚可，较为关注的细胞炎症因子风暴（CRS）和神经系统毒性反应（NE）发生率均在可接受范围内。

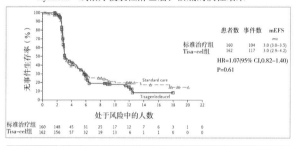

Efficacy	Arm A Tisa-cel (n=162)	Arm B SOC (n=160)
EFS	3m	3m
ORR(6 week)	38.3%	53.8%
CR(6 week)	11.1%	19.4%
ORR(12 week)	46.3%	42.5%
CR(12 week)	28.4%	27.5%

图 8.6　BELINDA 研究疗效结果

相对于另外 2 款同类产品在同期开展的 ZUMA-7 研究和 TRANSFORM 研究（表 8.1），更能发现关键问题所在。首先是 CAR-T 产品本身，Tisa-cel 的制备周期较另外 2 种都更长，其中位回输天数长达 52 d，最长的甚至达到 135 d，而另外 2 种平均约为 28 d，而上文也提到在回输前有的患者已经出现进展。本研究的事后分析也显示回输前 SD/PD 的患者较 CR/PR 的疗效更差。在回输之前长达几个月的等待中，患者会不断的接受各种化疗，如果出现进展那么这些患者则并非真正意义上的二线患者，而是三线甚至四线。更多线的治疗也意味着更加耐药，更加晚期，疗效更差。不同于其他的药物治疗，CAR-T 治疗是一个整体（图 8.7），从单采、桥接治疗、清淋、回输，包括回输后的不良反应等，都属于 CAR-T 治疗的一部分，每个步骤的风险都属于 CAR-T 治疗的风险，包括单采失败，制备失败，等待回输过程中出现的疾病进展，以及单采、桥接、清淋治疗相关的不良反应等，需要整体评估，而不能仅仅关注 CAR-T 回输之后的疗效或安全性。从药物的化学、生产与控制（CMC）角度来看，Tisa-cel 生产周期长带来两方面影响，一是细胞产品的质量本身，二是患者的状况更差了。T 细胞在体外扩增的时间过长，它潜在的在体内扩增的倍数或者说 T 细胞的杀伤能力，以及不同 T 细胞亚群会发生变化，可能影响其疗效。因此制备时间过长本身就是 Tisa-cel 的固有风险和劣势。

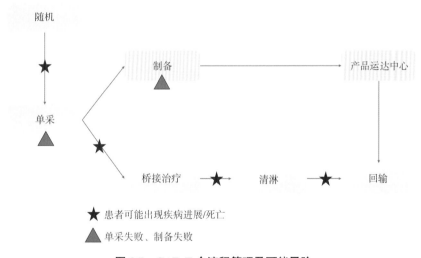

图 8.7　CAR-T 全流程管理及可能风险

从疗效数据来看，无论是在 ORR、CR 率，以及 PFS、OS 上，Tisa-cel 都要低于另外 2 种 CAR-T（表 8.1），纵使研究之间存在诸多不平衡因素、横向对比可能存在困难，但综合后线治疗及二线治疗的 6 个研究，Tisa-cel 在药效上可能的确更弱一些。同时从 CMC 角度，Tisa-cel 使用了更多的保护性制剂，药品开发筛选过程中可能存在的情况就是这些保护性成分是它经过一个长周期培养之后的 T 细胞要能达到 QC 标准所必须的一个制剂处方，所以从侧面反映出其抗肿瘤效应可能偏弱。另外，随着此前 Tisa-cel 和 Axi-cel 在后线的获批，两种产品在临床中也已经积累了一定的数据。2022 年发表在 Nature Medicine 上的真实世界研究（图 8.8），纳入 809 例应用 Tisa-cel 和 Axi-cel 的后线淋巴瘤患者，通过统计学方法对数据进行匹配，回顾性对比 2 种药物，结果提示 Tisa-cel 在 ORR（66% *vs.* 80%）、CR（42% *vs.* 60%），中位 OS（11.2 个月 *vs.* 未达到）都显著劣于 Axi-cel。这也一定程度上佐证了不同 CAR-T 间的疗效差异。

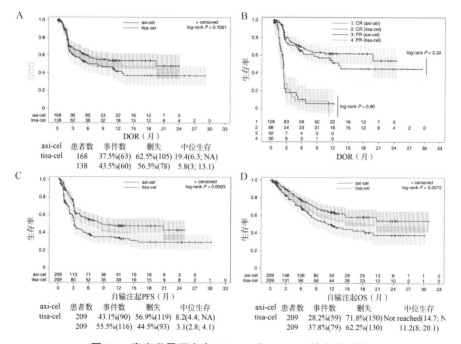

图 8.8　真实世界研究中 Tisa-cel 和 Axi-cel 的疗效对比

3 个研究方案虽然在整体设计上相近，但细节上还是有诸多不同，这也是最后研究结果两极分化的重要原因之一，主要有以下 3 个方面（表 8.1）。

①桥接治疗。ZUMA-7 研究不允许桥接化疗，进允许接受激素作为桥接治疗，TRANSFORM 研究允许接受至多 1 周期的桥接化疗，而 BELINDA 研究则未对桥接治疗的方案种类和周期数做限制，允许接受≥

1周期的化疗，允许转换方案。诚然，这与其制备周期偏长，患者等待回输期间不得不通过桥接化疗控制病情有关。但这样宽泛的设定，也必然导致研究纳入更多肿瘤负荷更重的患者。例如必须需要桥接化疗控制疾病进展、无法有4周治疗空窗的患者，大概率不会被纳入ZUMA-7研究，但是可以被纳入BELINDA研究。患者若接受1种桥接方案疗效不佳，再接受CAR-T治疗时则不再是二线，CAR-T是其三线治疗；以此类推，若接受2种桥接方案，那么CAR-T将是其四线治疗。从研究结果上来看，BELINDA研究中接受≥2周期桥接化疗的患者占比为48%，接受≥2种桥接化疗方案的占比为20%，在另外2个研究中不存在这样的情况。所以对于桥接治疗的规定，使得BELINDA研究纳入的患者实际上是更为后线、难治的患者，与其疗效不佳也有一定的相关性。

②对照组SOC的治疗设置及EFS中对事件的定义。ZUMA-7和TRANSFORM研究的对照组不允许更换方案，只能接受1种方案的治疗，如果需要接受新的抗肿瘤治疗，那么属于所定义的结局事件，但BELINDA研究中则没有将此定义为结局事件，这也意味着对照组能接受更多的治疗而不计入EFS。从结果上来看，BELINDA研究的对照组有54%（86例）患者接受了大于1种化疗方案。如果BELINDA研究将对结局事件的定义改为与另外2个研究一致，那么这86例将全部归为对照组的结局事件，CAR-T组事件数也相应增加32例。那么结局事件数将由现在的CAR-T组：SOC组的117 vs. 104，变为149 vs. 190例，可能就会改变试验结果。此外，SOC组有19%的患者在接受2种治疗方案后又接受了自体造血干细胞移植，一定程度上改善预后，这也使得对照组获得潜在更好的生存数据。

③评效时间的设置。3个研究在EFS中对于评效时间点的设置不同。ZUMA-7研究评效时间为150 d，相比于其中位回输时间29 d有足够的时间显示CAR-T的疗效。TRANSFORM研究评效时间为9周，其中位回输时间约28 d。BELINDA研究评效时间为12周，其中位回输时间为52（31～135 d）。相比之下BELINDA研究中可能存在部分患者尚未回输或刚回输CAR-T尚未起效的情况，12周固定时间评效也是潜在可以优化的地方。

综上所述，制备周期过长、药效不足和方案设计等问题是导致

BELINDA 研究取得阴性结果的主要原因。首先，药物本身的制备周期过长，这不仅增加了患者的疾病进展风险，还增加了桥接治疗的必要性。其次，药物的药效相对较弱且缓慢，无法有效应对患者的治疗需求。此外，方案设计方面也存在诸多可优化之处，包括对终点事件的定义不够明确、允许过多的桥接治疗以及对照组接受过多的治疗。另外，固定疗效评价的时间点也有待改进，可能影响了对疗效的准确评估。以上这些问题同时导致了 BELINDA 研究相比于其他 2 个研究来说，纳入了更多的高危、难治患者，使得患者的整体疾病负担更重，增加了研究的难度指数。因此，取得这样的结果并不令人意外，而是上述诸多因素共同作用的结果。未来的细胞治疗研究应当考虑这些问题，采用最适合的方案设计，提高研究的科学性，使得药物充分发挥作用。

3 Q&A 扩展讨论

Q：BELINDA 研究的阴性结果，与方案设计中很多限定过于宽松有关，比如终点事件定义、桥接治疗、SOC 治疗的种类等，这样使得研究纳入了更多疾病负担更重的患者，但同时更加贴近临床实际。那么在细胞治疗开发过程中，应该如何把握入组人群，来平衡真实世界可推广性和成功率？

制定合适的入排标准来把握入组人群对于每一个临床研究都是至关重要的，严格的标准使得研究的同质性和安全性相对更有保证，但也势必会影响研究结论的可推广性，包括除科学性外可能还涉及社会公平性的问题。而宽松的标准更接近真实世界，具有更强的可推广性，同时给更多患者治疗机会，但相应的也会使得患者暴露于高更的风险中，也会使得试验失败的可能性更大。所以要在松与紧之间做好把握，针对不同的药物、不同期别的试验、不同适应证灵活调整，见图 8.9。

细胞治疗与普通药物治疗不同，正如前文所述，CAR-T 治疗的流程是一个整体，包括单采、桥接治疗、（有的药物还涉及洗脱）、清淋化疗、回输等，而不仅是发生在 CAR-T 回输及之后，每一个步骤的风险都属于 CAR-T 治疗的固有风险。所以在考量入组人群包括试验方案设计时要考虑这个整体过程。比如评估患者的状态要有足够数量及功能的 T 细胞才能入组，以及等待回输的过程中要对桥接治疗的度进行把握。另外老年患者可能没有条件接受自体干细胞，在 CAR-T 二线的系列研究中是将大部分老年患者排除掉的，但这可能恰恰也是 CAR-T 的适应人群，未来在这方面仍需进行更多的探索。

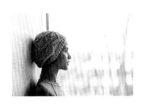
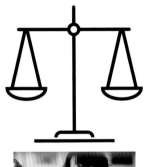
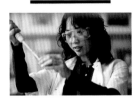

- 更接近真实世界
- 可推广性强
- 给患者更多治疗机会
- 引发业界关于CAR-T适用场景的更多思考

- 纳入患者疾病负担重
- 使得患者暴露于更高的风险
- 试验失败率高，影响药物获批上市

图 8.9 临床研究入排标准考量

对于不同期别的试验，在入排标准上也不尽相同，应明确每个阶段的试验的研究目标，通常来说 I 期研究的主要目的是评估安全性，入组的患者应尽量排除对安全性的干扰，而对生物学特征、疗效人群的富集往往不是重点。II 期研究的主要目的是评估初步有效性，也是药物开发决策的重要依据。因此应当尽量选择有相似生物学特征和病情的患者，减少变异，提高数据清晰度，即所谓同质化群体，此时的入排标准应当较为严格，确保治疗在最有可能受益的人群中进行，以提高成功率，完成科学性验证，尽可能的减少混杂因素。III 期研究的目的是进一步验证药物的有效性，为监管审批该药物能否在大规模人群、真实世界中推广提供数据支持。因此这个阶段逐渐扩大至更为广泛的患者群体，包括不同年龄、性别、种族、疾病亚型等，制定适当宽松的标准，在确保安全性的前提下，纳入更多样化的患者，临床中更实际会遇到的患者，以提高外部有效性及可推广性。

当然入排标准也与药物的研发阶段、不同的适应证有关。例如对于全新机制的产品，安全性未知或已知潜在具有安全风险的情况下，标准的制定还是应当持相对保守的态度。当对药物特性已较为明确时，应当更多的去寻找有效人群。对于未上市的药物，首要目标是在某一个适应证或者限定人群、限定治疗阶段的一个适应证的产品去获批上市，然后再去考量未来或推往前线或拓展适应证，使其临床市场得到扩大。如果最开始选择比较混杂的人群，那么试验失败可能性较大，最好是选择一个特定的治疗阶段，比较干净纯粹的治疗人群去定向开展临床试验。对于以探索拓宽更多适应证为目的，那么应该对人群去做尽可能多的探索。关于治疗线数，针对后线治疗人群，标准可能可以适当放宽，而对前线治疗，对安全性事件的容忍度更低。

Q：二线系列研究对于 CAR-T 疗法的适用场景或人群拓展有怎样的提示？

CAR-T 疗法的出现为复发难治性的 LBCL 患者带来了深度缓解甚至治愈的希望，其治疗复发难治性 LBCL 初始缓解率可达 60% ~ 80%，且有约 33.3% 的患者可获得持久缓解，这是在三线及以后的患者中的数据。3 个二线研究虽然是"两阳一阴"的结果，但是更多的是 Tisa-cel 产品本身或方案设计的原因，Axi-cel 和 Liso-cel 在适合移植的原发耐药或早期复发患者也获批二线适应证，疗效优于当前标准二线治疗：化疗＋移植，确证了 CAR-T 在二线中的治疗地位。此外 Axi-cel 还在不适合移植的 LBCL 患者的二线应用做了探索——ALYCANTE 研究，结果在 2023 年 8 月发表在 *Nature Medicine* 上。研究纳入 62 例不适合移植的原发耐药或早期复发患者，例如高龄、合并症、既往接受过移植作为一线巩固治疗的患者，研究达到主要终点，ORR 和 CR 率分别为 76% 和 71%，中位 PFS 为 11.8 个月，安全性尚可，这一结果有力地支持了 Axi-cel 作为不适合移植的 LBLC 患者的二线治疗选择。

此外，ZUMA-12 研究进一步证实了 Axi-cel 在一线高危患者中的可行性，该研究入组患者均为双打击或三打击 LBCL，IPI ≥ 3 分，在完成 2 个周期免疫化疗后中期评估 PET 阳性，接受 Axi-cel 治疗后患者 ORR 达到 89%，CR 率达到 78%，且中位 PFS 尚未达到，这为 Axi-cel 在更前线的应用提供了临床获益新证据。随着治疗线数的前移，CAR-T 疗效有逐渐提高趋势，尤其体现在 CR 率和患者 PFS 上，提示越早线应用 Axi-cel 或将为患者带来更大获益。ZUMA-23 研究是第一项评估 CAR-T 疗法作为 LBCL 一线治疗方案的 III 期随机对照研究，目前正在启动入组，未来 CAR-T 的治疗时机有望提前至一线。因此 CAR-T 治疗确实越来越多的改变淋巴瘤的治疗格局，见图 8.10。

应志涛：从这些逐渐向前线推进的研究中我们发现，肿瘤负荷高、越末线的患者，CAR-T 使用疗效越差，相应的 CRS、神经毒性的发生率也很高。治疗线数不多、肿瘤负荷相对小、身体状况好的患者相对能从 CAR-T 中获益越多，毒副作用相对小。

张颖：从细胞制备的角度来看，肿瘤负荷相对低、患者身体情况好的患者，用于生产 CAR-T 的细胞质量也会好，接受多线治疗的患者的 T 细胞扩增潜能或杀伤能力可能受损。

因此对于 LBCL，CAR-T 向前线推荐的潜力较大。

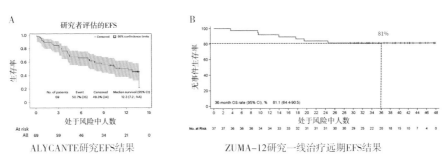

图 8.10 **ALYCANTE 研究与 ZUMA-12 研究结果**

除了 LBCL，CAR-T 在滤泡性淋巴瘤（follicular lymphoma，FL）、套细胞淋巴瘤（mantle cell lymphoma，MCL）的治疗中也取得了较好的疗效数据。2021 年 3 月，基于 ZUMA-5 研究 Axi-cel 被获批用于治疗先前已接受过 2 种或多种系统疗法的复发性或难治性 FL，ORR 达到 91%，CR 率达 60%，包括 MCL 的 ZUMA-2 研究，Liso-cel、Relma-cel 等纷纷在 FL、MCL 中开展研究。既往认为晚期 FL、MCL 无论初治或复发难治，都是不可治愈的。但在 CAR-T 的研究中，许多患者出现了生存的平台期，非常长的缓解期，给相对惰性的淋巴瘤带来潜在的至于可能。

CAR-T 在 B 细胞淋巴瘤的治疗已取得突破性的进展，但由于靶向 T 细胞系抗原的复杂性，治疗 T 细胞淋巴瘤极具挑战性。目前也有靶向

CD7、CD5 的 CAR-T 在 T 细胞淋巴瘤和白血病中作探索。通用型 CAR-T（U-CART）目前在疗效上尚未达到与自体 CAR-T 同样的疗效，但仍有其优势比如制备周期短、成本低、可以量产等。U-CART 有一个非常有前景的应用方向，就是用于血液肿瘤的桥接治疗。例如作为化疗的补充，以及作为移植前的桥接等。

Q：细胞疗法临床试验桥接治疗对疗效和安全性的影响？该如何把握？

桥接治疗的目的是在患者等待 CAR-T 回输期间，降低肿瘤负荷，控制或延缓疾病进展，让患者有回输 CAR-T 的机会，并不是为了让肿瘤达到 CR。在上述讨论的研究中，患者做了桥接治疗后（特别是复发难治的患者），绝大多数患者并未缓解，可能只能达到 SD/PD 的疗效，如果不做桥接治疗，这部分患者会更快进展，可能失去接受 CAR-T 治疗的机会。

应志涛：关于桥接治疗对 CAR-T 的疗效影响，极少数患者通过桥接治疗后达到 CR，可能会影响对 CAR-T 疗效的评估，通常情况下会在统计分析时将这部分患者剔除。这部分患者是否还要做 CAR-T 回输，一般情况下后线患者通过化疗达到的 CR 会比较短暂，如果不给其他治疗可能会很快进展，那么在细胞已经制备的情况下，继续回输 CAR-T 相对是更为伦理的。回顾性分析这部分患者的疗效，如果达到了长期缓解甚至治愈，临床中可能更多的会将疗效归因于 CAR-T。也有研究分析，做了桥接治疗的患者疗效更差，正如我们前文提到的 3 个后线、3 个二线的研究对比，抛开细胞产品本身的差异，也并不是说桥接治疗去影响了它的疗效，而是需要桥接治疗的患者本身肿瘤负荷更高，本身更为难治，所以才需要做桥接治疗。

因此，完全不能接受桥接治疗将会排除临床中绝大多数的患者，患者在等待期间也可能会出现进展；如果对桥接治疗定义过于宽松，BELINDA 研究的情况将再次上演。所以对桥接治疗方案数、周期数、方案选择要有较好的把控，应综合考虑患者一般状况、对既往化疗及免疫化疗的应答情况、肿瘤负荷、肿瘤侵犯部位、CAR-T 细胞生产周期等因素，做更加精准的设计。要注意方案不宜过强，否则毒副反应可能会影响后续清淋化疗及 CAR-T 细胞回输，应当关注清淋的安全性，应避免使用半衰期过长的免疫治疗药物，以免影响 CAR-T 细胞的扩增或存活。

Q：自体 CAR-T 制备等待时间过长是 BELINDA 研究失败的重要原因之一，那么 CAR-T 疗法制备流程有哪些优化策略？前景如何？

CAR-T 治疗的步骤为：白细胞分离术 - 运输至专业制造工厂 - 生产制造（包括 T 细胞富集、活化、转染、扩增等）- 产品放行检测 - 冷冻保存 - 运输至治疗中心 - 患者回输。整个流程时间约为 4 周。每个环节都可以进行优化，例如物流运输上尽量缩短，CAR-T 的培养时间，质检放行等。

张颖：CAR-T 在体外的培养时间并非越长越好，要掌握平衡，时间太短则 T 细胞扩增不够，传代太久则会导致 T 细胞干性减弱或丢失，以及造成 T 细胞耗竭。CAR-T 是活的药物，虽然输入体内的细胞数量与疗效之间有一定关系，但细胞的特性与疗效之间的关系更加密切。目前，有些类别的 CAR-T 制备时间已可以缩短至 1 ~ 2 d，当然，后续的质量控制（quality control，QC）和放行质检（release）流程也需要缩短，以在整体流程上缩短细胞回输的时间，这对疾病快速进展的血液肿瘤患者尤其重要。

张颖：细胞治疗需要解决规模性、可及性、成本等问题，除自体 CAR-T 外，UCART 联合其他疗法、In Vivo CAR-T、CAR-NK 等有望在血液瘤与实体瘤的治疗中实现突破。通用型细胞产品在缩短生产周期、拉平患者的起始状态、保证生产质量的均一化等有其独有优势，也是未来的发展方向之一。

第 9 章

基因治疗成药机制和递送方法探索

——IL-12 DNA 疗法联合 PD-1 单抗用于晚期黑色素瘤的
Ⅱ 期临床试验（KEYNOTE-695）

引言

2023 年 4 月 3 日，OncoSec 正式宣布公司产品 TAVO™-EP（一款在肿瘤局部表达 IL-12 的基因疗法，旨在激活肿瘤微环境中的免疫活性）联合帕博利珠单抗（Keytruda®，pembrolizumab）治疗 PD-1 疗法耐药的Ⅲ / Ⅳ 期黑色素瘤患者的 Ⅱ 期临床研究（KEYNOTE-695）未达到客观缓解率（ORR）的主要终点。KEYNOTE-695 在 2017 年 10 月启动，是一项开放标签的单臂 Ⅱ 期临床研究，预计纳入 2 个队列：①既往接受至少 4 周期帕博利珠单抗或纳武利尤单抗治疗后进展的不可切除或转移性黑色素瘤患者；② 1 年内至少接受 4 周期纳武利尤联合疗法 / 伊匹木单抗治疗后评估无效或进展的晚期不可切除黑色素瘤患者，主要终点为盲态独立评估（BICR）下的 ORR，次要终点包括研究者评估的 ORR、DoR、OS、PFS 等。本次披露了队列 1 的最终研究结果，在预计入组 143 例患者、目标 ORR 设定为 17% 的前提下，实际入组 98 人，中位随访时间 33.4 个月，BICR 评估 ORR 仅为 10.2%。随着这一结果的公布，TAVO-EP 和帕博利珠单抗的联合应用也接近宣告失败。目前，TAVO-EP 仅还有一项与纳武利尤单抗（Opdivo®，nivolumab）联合应用于晚期黑色素瘤患者的临床试验仍在进行。

1 回溯研究的背景

1.1 疾病背景

黑色素瘤是一种高侵袭性、高异质性的恶性肿瘤，主要由黑色素细胞发生癌变导致。这些黑色素细胞主要位于皮肤，也存在于眼部及软脑膜等黏膜组织中。据统计，原发于皮肤、眼睛和黏膜的黑色素瘤分别占报告病例的 93.3%、5.5% 和 1.3%。过度日晒、室内晒黑、典型痣的数量、不典型痣的存在和家族黑色素瘤史等都会增加罹患黑色素瘤的风险。黑色素瘤可能在先前存在的前体病变中或其附近发展，包括普通痣、不典型痣、先天性痣和蓝痣，也可能在看似健康的皮肤上发展。其主要有 2 个生长阶段：径向生长期和垂直生长期。当黑色素瘤肿瘤薄且表浅、主要局限于表皮时，处于径向生长期且相对缓慢发展。随着垂直生长期的发展，黑色素瘤细胞深入侵入组织并显示出转移的潜力。传统上，侵袭性皮肤黑色素瘤在形态学上分为 4 种亚型：表浅扩散型黑色素瘤、结节型黑色素瘤、恶性雀斑样黑色素瘤和肢端雀斑样黑色素瘤。不同起源、不同亚型的黑色素瘤在发患者群、发病机制、生物学表现、治疗反应及预后等方面均存在较大差异。

近年来，黑色素瘤在全球范围内的发病率逐年上升。据美国癌症学会估计，仅在 2021 年，美国就有约 106110 例新发黑色素瘤病例。与西方国家的发病率（20 万 ~ 30/10 万）相比，我国黑色素瘤发病率相对较低（0.9/10 万），但往往恶性程度更高、死亡率也更高。这主要是由于我国患者对黑色素瘤的认知普遍不足，发现时往往已处于疾病晚期，治疗手段相对较少，疗效也较为有限。

早期诊断是黑色素瘤治疗的关键。对于早期患者（Ⅰ ~ Ⅲ期），手术切除是最常见、最有效的治疗选择。约 90% 的黑色素瘤在初诊时为原发性肿瘤，没有远处转移证据。针对此类肿瘤，带安全边缘的切除仍然是标准治疗方法，且术后 10 年生存率为 70% ~ 95%。对于肿瘤厚度 ≥ 1.0 mm 或 ≥ 0.8 mm 且具有额外组织学风险因素的患者，应进行前哨淋巴结切除以进行分期。一旦存在淋巴结受累，将至少被分类为Ⅲ期疾病。对于具有远处转移（Ⅳ期）的黑色素瘤患者，无论局部肿瘤是否可切除，均建议进行全身治疗。

在 2010 年之前，晚期黑色素瘤的全身治疗缺乏随机对照临床试验证据，Ⅳ期黑色素瘤患者的中位总生存期不足 1 年。当时，化疗是转移性黑色素瘤的唯一全身治疗方法，达卡巴嗪（dacarbazine）的反应率仅为12.1% ~ 17.6%，是唯一被美国食品药品监督管理局（FDA）批准用于黑色素瘤的化疗药物。尽管部分细胞因子疗法被批准应用于晚期黑色素瘤患者，其疗效也非常有限。2010 年后，随着各类靶向治疗和免疫治疗药物在黑色素瘤领域获批，晚期黑色素瘤患者的预期生存时间得到了大大延长，免疫治疗为主、靶向治疗补充的格局基本确立。放疗仅应用于存在骨转移和脑转移患者的局部姑息治疗，而化疗被认为是最后的治疗选择，适用于对免疫治疗和靶向治疗产生耐药的患者。目前，无论 BRAF 突变状态如何，免疫疗法都是晚期黑色素瘤患者的一线治疗选择。对于携带 BRAF 突变的患者，使用 BRAF 和 MEK 抑制剂的组合（如 BRAF 抑制剂莫维非尼和 MEK 抑制剂考比替尼）也是可供选择的治疗方案，表 9.1 列出了目前 FDA 批准的晚期是色素瘤的治疗药物。

表 9.1　FDA 批准的晚期黑色素瘤治疗药物

年份	治疗药物	类型	备注
1970	Dacarbazine	化疗	首个获得 FDA 批准的黑色素瘤治疗
1995	Interferon alfa	干扰素治疗	用于术后辅助
1998	Interleukin-2	细胞因子	用于转移性黑色素瘤
2011	Ipilimumab	免疫检查点抑制剂	首个获批的黑色素瘤检查点抑制剂
2014	Pembrolizumab	免疫检查点抑制剂	抗 PD-1 治疗
2014	Nivolumab	免疫检查点抑制剂	抗 PD-1 治疗
2015	Talimogene laherparepvec	溶瘤病毒	用于不可切除病灶的局部治疗
2015	Nivolumab+ Ipilimumab	组合疗法	用于不可切除或转移性黑色素瘤
2013	Dabrafenib	靶向疗法	用于 BRAF V600E 突变的 BRAF 抑制剂
2013	Trametinib	靶向疗法	用于 BRAF V600E/K 突变的 MEK 抑制剂
2014	Dabrafenib+ Trametinib	组合靶向疗法	联合使用 BRAF 和 MEK 抑制剂
2011	Vemurafenib	靶向疗法	用于 BRAF V600E 突变的 BRAF 抑制剂
2015	Vemurafenib+ Cobimetinib	组合靶向疗法	联合使用 BRAF 和 MEK 抑制剂

续表

年份	治疗药物	类型	备注
2018	Encorafenib	靶向疗法	用于 BRAF V600E 突变的 BRAF 抑制剂
2018	Encorafenib+ Binimetinib	组合靶向疗法	联合使用 BRAF 和 MEK 抑制剂
2020	Atezolizumab+ Vemurafenib+ Cobimetinib	组合疗法	用于不可切除或转移性黑色素瘤

免疫治疗在晚期黑色素瘤的治疗中具有不可替代的作用。自 2011 年 FDA 批准伊匹单抗 ipilimumab（一种 CTLA-4 单抗）用于治疗转移性黑色素瘤以来，晚期黑色素瘤患者的 5 年生存率显著升高。在一项涉及 428 名接受检查点抑制剂治疗的转移性黑色素瘤患者（2007—2018 年）的研究中，皮肤、肢端、葡萄膜（眼）和黏膜黑色素瘤的 5 年生存率分别为 46%、34%、21% 和 22%。近年来，多个 Ⅲ / Ⅳ 期临床试验结果证明，抗 PD1 和抗 CTLA4 抗体的联合应用优于单独使用任何一种抗体，为晚期黑色素瘤免疫联合治疗提供了可靠的证据，已开展的晚期是色素瘤免疫治疗临床试验见表 9.2。

表 9.2　晚期黑色素瘤免疫治疗相关的临床试验

年份	研究编号	阶段	研究结果
2011	CA184-002	Ⅲ 期	Ipilimumab 和 / 或 gp100 疫苗；Ipilimumab 单药疗效等同于联合疗法，优于 gp100 疫苗单药疗法
2012	CA209-003	Ⅰ 期	Nivolumab 的 ORR 为 28%，具有持久反应
2013	KEYNOTE-001	Ⅰ 期	Pembrolizumab 单药疗法 ORR 为 19%，中位 DoR 为 12.5 个月
2013	CA209-004	Ⅰ 期	Ipilimumab+Nivolumab：不同剂量的联合治疗 ORR 为 40%
2014	KEYNOTE-002	Ⅱ 期	Pembrolizumab 在 Ipilimumab 治疗后优于化疗
2014	CheckMate 037	Ⅲ 期	Nivolumab 在 Ipilimumab 治疗后优于化疗
2014	CheckMate 066	Ⅲ 期	Nivolumab 在一线治疗中优于 Dacarbazine
2014	OPTIM	Ⅲ 期	Talimogene laherparepvec（T-VEC）
2015	KEYNOTE-006	Ⅲ 期	Pembrolizumab 在一线治疗中优于 Ipilimumab
2015	CheckMate 067	Ⅲ 期	Ipilimumab+Nivolumab 和 Nivolumab 单药在无进展生存期上优于 Ipilimumab 单药；联合治疗优于 Nivolumab 单药，但毒性显著增加

黑色素瘤往往发生在患者皮肤表面，外观可见，便于肿瘤活检取样、生物标志物检测和实施瘤内注射，也可以通过目视检查和拍照直接观察和监测肿瘤的变化、评估疗效。这些特点使黑色素瘤成为多种瘤内注射新药，尤其是细胞基因疗法类新药进入临床的良好选择。此外，黑色素瘤具有较高的免疫原性，这意味着它能够激发免疫系统产生较强的反应。这使得黑色素瘤成为测试免疫相关疗法（如检查点抑制剂、细胞因子治疗、CAR-T 细胞治疗等）效果的理想模型。高免疫原性提高了这些治疗方法成功的可能性，也让晚期黑色素瘤患者的治疗选择逐渐趋于多样化。2024 年 2 月 16 日，细胞疗法 lifileucel（AMTAGVI）获得美国 FDA 加速批准，用于治疗转移性或不可切除的黑色素瘤，这也是首款在实体瘤领域获批的细胞疗法。

1.2 药物研发历程

TAVO-EP 是 OncoSec 公司开发的一款基因治疗产品，通过在肿瘤微环境内表达细胞因子 IL-12，达到激活局部免疫反应、促进免疫细胞抗肿瘤活性的作用（图 9.1）。带有 IL-12 表达基因的 TAVO 质粒被注射入肿瘤局部后，患者需要接受特殊仪器的电场治疗，瞬间的电穿孔效应使质粒被导入肿瘤细胞中，进而在短时间内表达 IL-12。

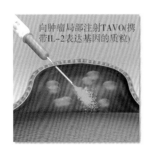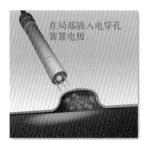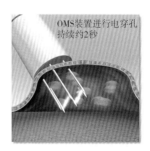

图 9.1 TAVO-EP 的使用流程（截取自公司官网产品介绍）

作为 OncoSec 公司的主推产品，TAVO-EP 自开发起就被寄予厚望。考虑到瘤内注射＋局部电场这一治疗方式的特殊性，研究人员选择了晚期黑色素瘤这种位于皮肤表面、可及性较好的癌种作为适应证。在前期确定安全性和用药方案的探索性研究中，TAVO-EP 表现出了激活局部免疫反应的效应，即在治疗后的肿瘤组织中发现了免疫细胞浸润程度提高，但并未表现出明显的疗效。为了进一步增强效应，申办方计划联合 PD-1

单抗来进一步刺激免疫反应。OncoSec 公司在 2015 年开展了一项在晚期不可切除 / 转移性黑色素瘤患者中联合应用 TAVO-EP 和帕博利珠单抗的单臂、开放标签的 II 期临床试验（NCT02493361），并将目标人群设定为"可能对免疫治疗不敏感"（即肿瘤组织中浸润性 PD-1^{hi}CTLA-4^{hi} CD8$^+$T ＜ 25%）的患者。图 9.2 简述了 TAVO-EP 与帕博利珠单抗联用的临床试验进程。2017 年 6 月，TAVO-EP 获批了 FDA 的孤儿药认证，并在 4 个月后迅速启动了 KEYNOTE-695 研究，即前文提到的关键性研究。在 2020 年 5 月的 AACR 会议上，OncoSec 公布了 NCT02493361 II 期研究的最终结果：在预计入组 42 名患者的前提下，该 II 期试验仅纳入了 23 名患者，就获得了 40% 的客观缓解率（ORR），超过了预设的 30%，申办方也因此决定提前终止入组。最终，这批患者的平均 PFS 达到 5.6 个月，平均 OS 超过了 20.1 个月，均超过了同时期晚期黑色素瘤的治疗的平均水平。更值得关注的是，在 23 名患者中，有 8 名患者的肿瘤得到了完全缓解，CR 率高达 36%。在患者的肿瘤组织切片中，无论是注射局部的肿瘤，还是未接受治疗的远处转移灶，均表现出肿瘤特异性 CD8$^+$T 细胞的聚集，TIL 浸润程度显著升高，PD-1$^+$T 细胞被激活；即使是肿瘤进展的患者，肿瘤细胞表面 PD-L1 的表达量也得到了显著提升，使这部分患者可能从后续免疫治疗中获益。这一结果无疑给了申办方和投资者极大的信心，在 2020 年前后，包括阿斯利康、BMS 在内的多家生物制药公司纷纷加入了 IL-12 赛道，相关药物的开发一度成为肿瘤免疫治疗领域的热点。

　　2020 年 11 月，KEYNOTE-695 的中期数据披露。在纳入 54 名既往接受至少 4 周期免疫治疗后进展的晚期黑色素瘤患者中，ORR 为 41%，有 6% 的患者出现了完全缓解，平均缓解时间为 12.2 个月。这一结果超出了预设的 ORR（17%），尽管与之前的 II 期试验结果相比稍显逊色，但依旧体现出了良好的临床应用前景。2020 年 12 月，最后 1 例患者在试验开展后 3 年入组。2022 年 11 月，KEYNOTE-695 的次要终点公布。在可评估的 101 名患者中，研究者评估下的 ORR 为 18.8%，包含了 3 名完全缓解的患者和 16 名部分缓解的患者，还有 22 名患者病灶保持了稳定。这个结果超出了预设终点，即 KEYNOTE-695 在次要终点上获得了初步成功。然而，5 个月后，OncoSec 公司公布了队列 1 的最终分析结果。在 98 名可评估的患者中，作为主要终点的 BICR 评估下的 ORR 仅有 10.2%，包含 4 名完全缓解的患者和 6 名部分缓解的患者。此外，超过 24 周的疾病控制率（DCR）为 8.2%，平均中位 OS 为 22.7 个月。这个结果显然没有达到预设的要求，且在同时期所有免疫治疗耐药患者的后线治疗中，这样的数据也并不突出。与大部分仅需要口服或静脉治疗的靶向药物和免疫药物相比，TAVO-EP 需要进行瘤内注射和电场治疗等复杂操作，且实现电穿孔的过程可能给患者带来强烈的不适，频繁的治疗也进一步降低了患者的依从性。在此基础上，这一联合疗法并未给患者带来更大的临床获益，因此临床应用前景十分有限。OncoSec 公司的股价也在正式宣布试验结果的当天大幅下跌。经此研究，TAVO-EP 联合帕博利珠单抗的免疫联合疗法在黑色素瘤领域宣告失败，TAVO-EP 目前仅有和纳武利尤单抗联合应用于晚期黑色素瘤患者的 1 项 Ⅱ 期临床试验仍在进行中。

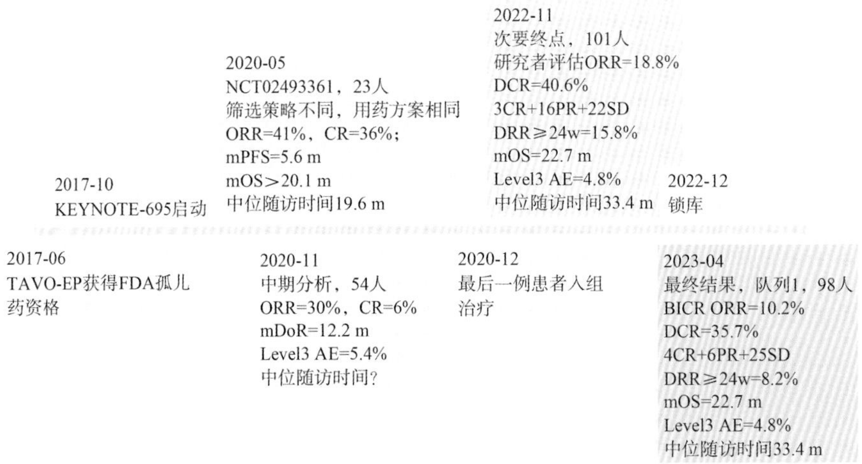

2017-10
KEYNOTE-695 启动

2020-05
NCT02493361，23 人
筛选策略不同，用药方案相同
ORR=41%，CR=36%；
mPFS=5.6 m
mOS>20.1 m
中位随访时间 19.6 m

2022-11
次要终点，101 人
研究者评估 ORR=18.8%
DCR=40.6%
3CR+16PR+22SD
DRR≥24w=15.8%
mOS=22.7 m
Level3 AE=4.8%
中位随访时间 33.4 m

2022-12
锁库

2017-06
TAVO-EP 获得 FDA 孤儿药资格

2020-11
中期分析，54 人
ORR=30%，CR=6%
mDoR=12.2 m
Level3 AE=5.4%
中位随访时间？

2020-12
最后一例患者入组治疗

2023-04
最终结果，队列1，98 人
BICR ORR=10.2%
DCR=35.7%
4CR+6PR+25SD
DRR≥24w=8.2%
mOS=22.7 m
Level3 AE=4.8%
中位随访时间 33.4 m

图 9.2　TAVO-EP 联合帕博利珠单抗在晚期黑色素瘤的临床试验进程

简而言之，TAVO-EP 联合帕博利珠单抗，即局部 IL-12 表达联合 PD-1 单抗的免疫联合治疗并未在黑色素瘤领域取得预期的好结果。即使 OncoSec 公司在研发初期对这一产品寄予厚望，在关键研究 KEYNOTE-695 宣告失败后，也几乎停止了对 TAVO-EP 其他治疗选择的探索。

1.3 药物作用机制

IL-12 被认为是调节免疫系统反应的最有意义的细胞因子之一，具有多种重要的生物学活性，参与机体免疫调节的许多方面。IL-12 通过与其受体（IL-12R）结合来激活免疫系统，受体由 IL-12Rb1 和 IL-12Rb2 组成，主要由活化的 T 细胞、NK 细胞和 DC 表达。IL-12 与其异二聚体受体结合可诱导 JAK2 和 TYK2 磷酸化，随后是 STAT4 磷酸化、二聚、核易位和 IFN-γ 分泌。IL-12 的抗肿瘤机制早在 20 世纪就得到了基础领域的验证。如图 9.3 所示，人体中的 IL-12 来源于各类活化的炎症细胞，如单核细胞、巨噬细胞、树突状细胞（DC）和其他抗原递呈细胞（APC）。通过招募循环免疫细胞、活化局部免疫反应，IL-12 可以将"冷肿瘤"转化为"热肿瘤"，其抗肿瘤的效应机制包括但不限于：诱导 Th1 细胞分化；促进 NK 和 T 淋巴细胞的活化，增加细胞毒性和 IFN-γ 释放；抑制或重编程免疫抑制细胞，如 MDSCs 和肿瘤相关巨噬细胞（tumoar associaited macrophage，TAM）；上调肿瘤细胞 MHC-Ⅰ和 MHC-Ⅱ的表达；促进 B 细胞产生 IgG；以及抗血管生成等。

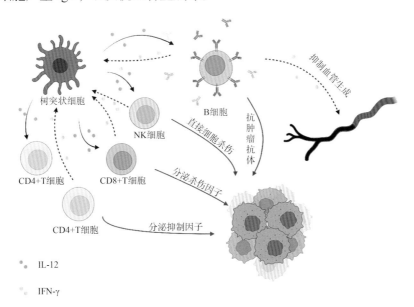

图 9.3 **IL-12 的抗肿瘤作用机制**

2018 年，Garris 等在 *Immunity* 上发表的文章进一步展示了 IL-12 联合抗 PD-1 治疗的基本原理和应用前景。在结合了活体实时成像、单细胞 RNA 测序分析和小鼠模型分析后，研究者发现，有效的抗肿瘤反应需要一部分肿瘤浸润的树突状细胞（DC），这些细胞产生 IL-12。这些DC 并不与抗 PD-1 结合，而是在感受到来自邻近 T 细胞释放的干扰素 γ（interferon-γ，IFN-γ）时产生 IL-12。反过来，DC 来源的 IL-12 刺激了抗肿瘤 T 细胞免疫。这些发现表明，抗 PD-1 对抗肿瘤 T 细胞的完全激活并非直接，而是涉及 T 细胞与 DC 的交互，并通过 IFN-γ 和 IL-12 实现。因此，激活 DC、增加 IL-12 的表达可能使肿瘤对抗 PD-1 治疗更加敏感，这一联合用药策略也可能为肿瘤患者，尤其是免疫治疗耐药患者带来新的治疗方向。

1.4 同类产品研究概况

早在 20 世纪，IL-12 相关的细胞因子疗法就被应用于癌症治疗领域。自 1997 年起，临床医生开始尝试为肿瘤患者皮下注射或静脉注射纯化后的 IL-12 蛋白。尽管在部分癌种（如肾癌）中获得了一定的疗效，但细胞因子带来的炎症因子风暴和免疫细胞的过度激活导致了难以控制的不良反应，这一应用场景也并未开展大规模的临床试验。自 2003 年起，IL-12进入基因治疗时代，通过瘤内注射或局部注射（如对有恶性腹腔积液的患者进行腹腔注射）含有 IL-12 的病毒载体或修饰后的 DNA 质粒，实现 IL-12 在局部的表达，从而有效控制了不良反应。但绝大部分实体肿瘤患者的原发灶可及性不佳，难以接受瘤内注射这一治疗方式，导致这些疗法的应用场景较为有限，应用主要集中在以黑色素瘤和神经纤维瘤为代表的体表肿瘤，以及间皮瘤为代表的腔隙内肿瘤。自 2011 年起，抗体修饰下的 IL-12 和肿瘤疫苗等疗法使细胞因子治疗的靶向性得到了明显提升。即使经由皮下注射或静脉给药，IL-12 等细胞因子也可以被递送到肿瘤局部，从而减少了副作用，增加的局部疗效。这也成为目前细胞因子相关疗法的主要开发方向。此外，随着细胞治疗的兴起，IL-12 与细胞治疗的联合应用，以及通过改造使回输的免疫细胞表达 IL-12 也成为了热门领域，如表 9.3 所示，众多 IL-12 局部递送药物正在积极开展临床试验。

表 9.3　局部递送 IL-12 药物相关的临床试验

试验药物	递送策略	适应证	临床试验编号	阶段
NHS-IL12	IL-12& 抗体融合蛋白	晚期实体瘤	NCT01417546	I
		晚期实体瘤（与 avelumab 联合）	NCT02994953	I
GEN-1	含有 pIL-12 的脂质体聚合物	卵巢癌（与卡铂和紫杉醇联合）	NCT03393884	I / II
		卵巢癌	NCT02480374	I
Ad5-yCD/ mutTKSR39 rep-hIL12	溶瘤腺病毒介导的细胞毒和 IL-12 基因疗法	转移性胰腺癌	NCT03281382	I
		前列腺癌	NCT03579697	I
Ad-RTS-hIL-12	可诱导的腺病毒载体工程化表达 hIL-12	小儿脑肿瘤，弥漫性脑桥胶质瘤（与 veledimex 联合）	NCT03330197	I
		复发 / 进展性胶质母细胞瘤（与 veledimex 联合）	NCT03679754	I
		复发 / 进展性胶质母细胞瘤（与 veledimex 和 cemiplimab 联合）	NCT04006119	I
		胶质母细胞瘤（与 veledimex 和 nivolumab 联合）	NCT03636477	I
		GBM，间变性少突胶质细胞瘤（与 veledimex 联合）	NCT04006119	II
M032	表达 IL-12 的 HSV-1	复发 / 进展性胶质瘤，间变性星形细胞瘤或胶质肉瘤	NCT02062827	I
细胞为载体 IL-12 递送	表达 IL-12（和 / 或 IL-7 和 CCL19）的第四代 CAR-T 细胞	Nectin4 阳性晚期恶性实体瘤	NCT03932565	I
SAR441000	编码 scIL-12、IL-15sushi、IFNα 和 GM-CSF 的 mRNA	晚期实体瘤（± cemiplimab）	NCT03871348	I
MEDI1191	包含编码 IL-12 mRNA 的脂质纳米颗粒（LNP）	晚期实体瘤（与 durvalumab 联合）	NCT03946800	I

不过，在近年开展的临床试验中，IL-12 并未交出如预期一般的答卷。2023 年以来，IL-12 的开发进展不容乐观，先后遭到多家生物制药公司舍弃。

2023 年 2 月 7 日，百时美施贵宝（BMS）宣布退回 Dragonfly 的 IL-12 权益，BMS 认为 IL-12 项目（DF6002）的临床表现未达预期，但 Dragonfly 并不认可这一说法，表明 IL-12 项目回到自己的怀抱后，会加速其在一系列适应证的开发。DF6002 是 BMS 于 2020 年斥巨资从 Dragonfly Therapeutics 引进而得。该交易预付款为 4.75 亿美元，总额高达 50 亿美元。然而，这笔 50 亿美元的重磅交易，就这样以令人意外的方式终结。而在此之前，BMS 将该项目推进到临床阶段花费高达 6.5 亿美元。

继 BMS 退出 IL-12 领域后，阿斯利康也宣布放弃 IL-12 项目。2023 年 2 月 9 日，阿斯利康发布 2022 年报的同时报告了管线调整，其中 IL-12 项目 MEDI9253 从 I 期临床中移除。MEDI9253 是编码 IL-12 的重组新城疫病毒（rNDV），其 I 期临床是与 PD-L1 联用治疗实体瘤。此外，2022 年 11 月 10 日，阿斯利康就放弃过一款 IL-12 mRNA 疗法 MEDI119，通过驱动局部 IL-12 产生并诱导抗肿瘤活性。I 期研究结果显示，MEDI119 与 PD-L1 的联用中疗效有限。对于此次 MEDI9253 放弃的原因，阿斯利康表示是考虑到管线优先级，并不是对 IL-12 缺乏信心。

目前，大部分 IL-12 相关药物开发集中于定向递送方面。主流递送方式包括与抗体偶联、质粒递送、病毒载体和细胞递送等。其中较为新颖的递送方式是吉利德与 Xilio Therapeutics 共同开发的 IL-12 相关蛋白 XTX301。

Xilio 试图通过肿瘤微环境激活平台，在 IL-12 中添加了用于掩蔽和延长半衰期的结构域，从而使 IL-12 可以无毒性地分布在体内，直到进入肿瘤微环境。在肿瘤微环境被酶切之后，XTX301 具有较短的半衰期来确保系统安全性。目前，Xilio 正在一项 I 期临床试验中验证对 XTX301 的这一改造设计。在该试验中，晚期实体瘤患者每 3 周接受 1 次 XTX301 静脉注射治疗。2024 年 1 月，Xilio 向投资者透露，XTX301 在第 3 个剂量水平的耐受性普遍良好，没有剂量限制性毒性，并承诺在 2024 年下半年提供安全性、药代动力学和药效学数据。

我国本土药企同样在 IL-12 作为抗肿瘤新药的赛道上不断努力。其中艾博生物另辟蹊径，选择了以 mRNA 作为递送载体。2023 年 6 月，艾博生物编码人源细胞因子 IL-12 的 mRNA 脂质纳米球注射液（ABO2011）获得国内临床批件，此为艾博首个获批 IND 的肿瘤领域 mRNA 产品，给药方式为瘤内注射。ABO2011 当前正在开展 I 期临床试验，拟纳入人群为二线及以上的晚期实体瘤患者。

1.5　案例解析和对未来新药开发的启示

Q： 如何看待 KEYNOTE-695 失败的原因？

王昊天： 药物在人体内发挥作用需要有 2 个先决条件，第一是药物在目标部位是否有足够高的暴露浓度，第二是作用局部是否有足够多的靶点让药物发挥作用。对于以 IL-12 为代表的细胞因子，临床应用的一大阻碍就是系统给药导致的全身不良反应。局部给药是避免严重不良反应、增加作用局部药物浓度的很好的解决方法，但针对 KN-695 选择与 PD-1 单抗联用的产品 TAVO 而言，我们发现在药物的整个开发过程中，Oncosec 公司都没有披露出非常准确的 PK 结果，这可能预示了这一疗法无法达到稳定的局部 IL-12 浓度，也预示了后续可能难以获得稳定的疗效。

吴艳： KN-695 的失败涉及了临床研究中的多个方面。首先，在执行方面，这是一个涉及了瘤内注射、电穿孔技术等多个复杂的给药流程，这些流程的规范性和一致性在国际多中心研究中面临着巨大的挑战，也会导致较大的变异度。这也可以从试验不同阶段披露的数据间的差异中窥见一二。此外，研究者评估和 BICR 评估在本研究中存在较大差异，这也是导致最后未达到主要终点的重要原因。这种差距在前期数据披露时就初见端倪，但申办方并未及时发现或纠正这些差异，导致最终累积成失败的结果。因此，对 BICR 的选择和资质评估也是临床试验执行过程中的重要一环。还有一点是关于入组人群的把控，在试验的初期和后期入组的患者是否具有疾病和治疗背景的一致性，是否存在人口学差异，都是需要评估的部分。缺乏可靠的 PK 数据、IL-12 的个体表达差异可能进一步加大了治疗效果的差异。如表 9.4 所示，KN-695 与成功的早期概念验证（proof of concept，POC）研究存在诸多细节差异。例如，早期的概念验证研究对受试者的选择是基于生物标志物的，即特异性选择 T 细胞浸润程度不足或耗竭的患者，这样筛选出的患者更加具有针对性，在机制上也有相应的理论支持，这部分患者也的确更容易在免疫联合疗法中获益。而在 KN-695 中，申办方选择了临床标准作为依据，但两者之间没有明确的相关性，导致入组患者可能并非真正的获益人群。最后，KN-695 纳入了较多多程治疗失败的患者，这部分患者可能本身即处于疾病晚期，难以从任何治疗中获益。

表 9.4 POC 试验和 KN-695 的对比

	NCT02493361——成功	KEYNOTE-695——未成功
启动时间	2015-08	2017-10
适应证	潜在 PD-1 原发耐药人群 肿瘤微环境中缺少 TIL 浸润	PD-1 治疗失败（原发 / 继发耐药） 可能多线治疗失败
对比治疗	Anti-PD-1（预估 ORR）	所有后线治疗
mOS	> 20.1 m	22.7 m
ORR	研究者评估 41%	预期目标 -17% 研究者评估 18.8%；BICR10.2%

结合试验的最终结果，对于 TAVO+Keytruda 联合疗法而言，RCT 研究可能比单臂研究更容易获得阳性结果。首先，作为免疫治疗，生存比 ORR 的获益往往更加显著，选择以生存结局为主要终点的 RCT 研究可能成功率更高。其次，RCT 研究有助于平衡入组患者的背景带来的混杂因素，从而避免时间、空间等差异造成的失败结局。

Q：IL-12 等细胞因子治疗的递送载体选择的考虑因素有哪些？

吴艳：首先，细胞因子的疗效往往依赖于局部暴露量，而系统性给药造成的全身毒性是制约局部药物浓度的重要因素，也是导致临床研究无法对应基础研究成果的可能原因。因此，局部给药是解决细胞因子空间分布问题的重要方法。此外，瘤内注射可以局部激发免疫反应，在时序性上也存在优势。mRNA 载体是一种比较理想的局部表达方式，不仅具有稳定可靠的 PK 数据，而且可以在局部实现持续性表达，降低临床应用剂量。相对于另一种热门方式融合蛋白，mRNA 的 ADA 风险更低；相对于质粒等 DNA 载体，mRNA 可以免去入核和转录过程，递送效率更高，且个体表达差异更小，瘤种适用范围也更广；相对于病毒载体等容易被人体免疫系统识别和清除的递送方式，mRNA 是一种更加稳定、安全、持续的表达载体。结合近期 TIL 疗法的进展，IL-12 装备的 TIL 也是未来细胞因子相关疗法的热门选择之一。

Q：免疫检查点抑制剂的耐药机制和逆转耐药的基础研究进展有哪些？

刘冬妍：2022 年的 Annual Review 上发表了关于抗 PD-1/PD-L1 治疗耐药的重要综述。免疫检查点抑制剂的耐药可被分为 2 类，一类是在整个治疗过程中均未表现出明显疗效，即原发耐药；另一类是既往表现出疗效，但效应不持久，随着时间推移，肿瘤再度进展，即继发耐药。肿瘤微环境是耐药发生的主要场所，而耐药机制是高度异质性的。通过分析大量人类癌症数据，可以发现如新抗原的丧失、抗原呈递和干扰素信号传导缺陷、免疫抑制分子和 T 细胞排除是免疫耐药的主要原因。此外，代谢变化、微生物群和表观遗传学的改变等也可能导致免疫耐药的发生。

为了探索免疫治疗耐药的机制、开发新的逆转耐药方法，我们需要更加细致深入地研究肿瘤微环境（TME），关注其治疗过程中发生的动态变化。因此，获得组织样本对于研究耐药机制至关重要。只有在治疗前和治疗期间进行的纵向活检，才能帮助我们区分应答者与非应答者的 TME 免疫背景。此外，我们需要新工具来探究 TME 内不断变化的免疫反应，如单细胞测序技术、空间转录组技术、单细胞空间蛋白质组学技术等，这些新技术将进一步揭示 TME 中的免疫反应和耐药机制。

张赟：从目前来看，所有免疫联合疗法可能都面临着一个共同的问题，即相对于血液系统肿瘤来说，实体瘤具有高度的异质性和复杂性，这主要体现在实体肿瘤的局部微环境上，尤其对于后线乃至末线治疗的患者，肿瘤局部可能不仅存在多种基因突变，也存在各种表观遗传改变和细胞状态的异常，肿瘤和免疫细胞的基因型和表型都可能会导致对靶向治疗和免疫治疗的无应答。在设计针对晚期癌症患者的 anti-PD-1 联合治疗时，需要先了解清楚真正的"敌人"是什么，即对目标患者群体进行精准的定位，比如关注局部 M2 或 Treg 富集导致免疫抑制的患者群体，并针对他们的特点设计特异性的新疗法。

另外，现有的很多疗法在机制上的验证和早期的 PK/PD 数据都来自小鼠模型，但小鼠模型的代表性往往有限，很多在小鼠模型上效果卓越的疗法都无法真正走向临床。此外，不同基因背景、不同品系、不同荷瘤的小鼠模型之间也存在很大的差异，究竟什么样的小鼠模型能真正反映某一瘤种，也没有完全的定论。在看待前期试验，尤其是基础实验的结果的时候，我们也应该关注它们选择的验证模型，而非仅仅看到阳性的结果。如何更加真实地模拟患者的情况，是基础医学和转化医学需要进一步推动的研究方向。

Q：以 IL-12 为代表的细胞因子联合免疫治疗的应用前景如何？

王昊天：从投资角度看，某个领域的新疗法开发一旦成功，就会形成较大的头部优势，但先行者注定需要披荆斩棘，在前期做出更多的探索。PD-1 耐药人群依旧是一个广阔的市场，逆转耐药也具有很大的临床应用前景，但对于 IL-12 及其他细胞因子而言，距离真正在临床上得到应用可能还需要更多基础理论和临床研究的支持。

刘冬妍：作为临床医生，首先考虑的是细胞因子疗法的用药方式。近年来的 IL-12 相关治疗主要采用瘤内注射的方式，这是出于控制全身不良反应、提高局部药物浓度的考虑，但在一定程度上制约了适应证的选择。这也是目前局部表达细胞因子的疗法共同面临的问题。只有黑色素瘤、神经纤维瘤等可及性较好且位于体表的肿瘤，或恶性间皮瘤等存在胸腔注射治疗可能的患者，才可能适合应用这种给药方式。另外，细胞治疗的长足发展是细胞因子再度热门的重要原因。将细胞因子与改造后的细胞联合应用，或直接在细胞改造过程中加入细胞因子，都具有提高细胞治疗有效性的潜力。尤其是 CRISPR 技术的发展使得细胞的基因改造具有更高的效率、准确性和安全性，细胞因子修饰的免疫细胞可能会成为细胞治疗的重要发展方向。此外，结合既往的临床试验结果，联用 IL-12 等细胞因子对提高黑色素瘤患者的免疫治疗应答率具有一定的潜力，尤其是在既往未接受过免疫治疗的患者中，这种潜力可以得到更好的体现。尽管 IL-12 等细胞因子治疗可能难以逆转免疫耐药的结局，但在新辅助治疗和前线治疗中仍然可能占据一席之地。

简而言之，基因治疗产品药代动力学的个体差异性、局部电场治疗的复杂操作流程、潜在获益人群的定位不明确等因素共同导致了 KEYNOTE-695 的失败。在某些特殊情况下，一味追求加速获批而选择将单臂试验作为关键性上市研究也并非最佳选择。作为抗肿瘤免疫过程中关键的细胞因子，IL-12 依然具有成药潜力，但寻求更加稳定便捷的局部递送或表达方式、明确潜在获益人群以及设计合理的随机对照试验是后续药物开发成功的关键。

第 10 章

联合治疗临床开发策略之洞见

——可乐组合（LEAP）系列：窥一斑而知全豹

引言

2024 年 ASCO 年会期间，康方生物宣布依沃西单抗（AK112，抗 PD-1/VEGF 双抗）对比帕博利珠单抗一线治疗 PD-L1 阳性 NSCLC 的 Ⅲ 期临床试验（HARMONi-2）达到主要研究终点，促使免疫检查点抑制剂和抗血管生成药物联合治疗再次成为抗肿瘤治疗的焦点。

免疫检查点抑制剂和抗血管生成药物联合治疗是目前临床证实可以提高免疫检查点抑制剂疗效的少数联合用药之一。免疫检查点抑制剂和抗血管生成药物联合治疗的代表——LEAP 系列多项 Ⅲ 期临床试验却均以失败告终。LEAP 系列研究由默沙东和卫材共同研发，探索帕博利珠单抗（Pembrolizumab，商品名 Keytruda）联合仑伐替尼（Lenvatinib）在多种实体瘤前线治疗的疗效。LEAP 系列包括 15 项研究：涉及子宫内膜癌、肝癌、恶性黑色素瘤、肺癌、头颈鳞癌、膀胱癌、胃癌、食管癌、结直肠癌。截至 2024 年 1 月，共 9 项 Ⅲ 期临床试验宣告结果阴性或提前终止，其中 7 项一线治疗研究，分别为 LEAP-001（NCT03884101，帕博利珠单抗 / 仑伐替尼对比化疗治疗晚期子宫内膜癌），LEAP-002（NCT03713593，帕博利珠单抗 / 仑伐替尼对比仑伐替尼治疗晚期肝细胞癌），LEAP-003（NCT03820986，帕博利珠单抗 / 仑伐替尼对比仑伐替尼治疗晚期恶性黑色素瘤），LEAP-006（NCT03829319，帕博利珠单抗 / 仑伐替尼联合化疗对比帕博利珠单抗联合化疗治疗晚期非鳞非小细胞肺癌），LEAP-007（NCT03829332，帕博利珠单抗 / 仑伐替尼对比帕博利珠单抗治疗 PD-L1

阳性晚期非小细胞肺癌），LEAP-010（NCT04199104，帕博利珠单抗/仑伐替尼对比帕博利珠单抗治疗头颈部鳞癌），LEAP-011（NCT03898180，帕博利珠单抗/仑伐替尼对比帕博利珠单抗治疗尿路上皮癌）；2 项二/三线研究：LEAP-008（NCT03976375，帕博利珠单抗/仑伐替尼对比多西他赛二线治疗非小细胞肺癌），LEAP-017〔NCT04246177，帕博利珠单抗/仑伐替尼瑞戈非尼或曲氟尿苷替匹嘧啶片（TAS-102）治疗奥沙利铂、伊立替康耐药的晚期结直肠癌〕。LEAP 系列研究遭遇了 9 连败。本章深度分析 LEAP 系列在多适应症研发中的利弊因素，为抗肿瘤联合治疗策略提供参考。

1 回溯研究的背景

1.1 免疫检查点抑制剂联合抗血管生成药物

免疫检查点抑制剂（ICIs）单药/联合治疗改变了肿瘤治疗实践，已证实在多种肿瘤中有深度且持久的抗肿瘤免疫反应。获批的免疫检查点抑制剂主要是抗 PD-1 抗体（包括但不限于帕博利珠单抗、纳武利尤单抗和卡瑞利珠单抗）、抗 PD-L1 抗体（包括阿替利珠单抗等）和抗 CTLA-4 抗体（例如伊匹木单抗），2022 年 FDA 还批准了抗 LAG 3 抗体瑞拉利单抗与纳武利尤单抗联合治疗晚期黑色素瘤，肿瘤进入免疫治疗时代。

免疫检查点抑制剂单药/联合治疗取得重大成功同时，其局限性也是众所周知的。免疫检查点抑制剂的主要问题是客观缓解率有限。因此，免疫检查点抑制剂与不同联合方式的探索成为焦点。本文主要聚焦在免疫检查点抑制剂与抗血管生成药联合治疗策略。

免疫检查点抑制剂联合抗血管生成药物治疗，是少数临床证实能提高 ICIs 疗效的方案之一。肿瘤持续增长需要肿瘤新生血管生成提供的氧和营养物质以满足需求。肿瘤新生血管具有异常的迂曲结构，会损害肿瘤内灌注，导致缺氧；同时高渗透性使得癌细胞及其细胞外基质对血管的压迫以及淋巴引流系统不良会导致血流量减少，可能会阻碍免疫细胞的进入和抗肿瘤药物的灌注进而降低免疫治疗的疗效。抗血管生成药物从肿瘤血管正常化入手，诱导肿瘤血管的内皮细胞腔表面分泌黏附性分子，促进免疫细胞对肿瘤组织的浸润，提升组织灌注改善肿瘤微环境的乏氧，理论上抗血管生成药物与免疫检查点抑制剂联合应用可以解除免疫抑制，有协同作用。

1.2　帕博利珠单抗与仑伐替尼联合治疗基础与临床实践

帕博利珠单抗（Pembrolizumab，商品名 Keytruda）是由默沙东公司开发的抗 PD-1 单抗，通过阻断 PD-1 与其配体 PD-L1 和 PD-L2 之间的相互作用，阻断 PD-1 通路介导的抑制免疫细胞活化，刺激针对肿瘤细胞的免疫反应的途径起到抗肿瘤作用，被广泛用于多种恶性肿瘤的治疗。仑伐替尼（Lenvatinib 商品名乐卫玛）是卫材公司开发的一种多靶点激酶抑制剂，对包括 VEGFR/FGFR/PDGFR/KIT/RET 在内的许多血管生成激酶具有活性，仑伐替尼还具有抗肿瘤增殖和免疫调节作用。

在临床前研究中，仑伐替尼和帕博利珠单抗联合对比单药仑伐替尼或帕博利珠单抗均有显著增效作用，并显示出免疫调节特性：效应 $CD8^+T$ 细胞的肿瘤浸润增加，单核细胞和巨噬细胞减少。2015 年开展的乐伐替尼联合帕博利珠单抗治疗晚期肾细胞癌、子宫内膜癌和其他特定晚期实体瘤患者的 I B/ II 期 Keynote-146 研究，共纳入了转移性肾细胞癌（RCC）、子宫内膜癌（EC）、头颈部鳞癌（SCCHN）、恶性黑色素瘤（CM）、非小细胞肺癌（NSCLC）或尿路上皮癌（UC）共 137 例，结果显示在 7 种肿瘤类型中，安全性耐受性可没有新的安全性信号。转移性肾细胞癌总体 ORR 为 70%（21/30; 95% CI 50.6% ~ 85.3%），子宫内膜癌总体 ORR 52%（12/23;95% CI 30.6% ~ 73.2%）；黑色素瘤总体 ORR 均为 48%（10/21; 95% CI 25.7% ~ 70.2%）；头颈部鳞癌总体 ORR 为 46%（10/22; 95% CI 24.4% ~ 67.8%）；非小细胞肺癌总体 ORR 均为 33%（7/21; 95% CI 14.6% ~ 57.0%，尿路上皮癌总体 ORR 为 25%（5/20; 95% CI 8.7% ~ 49.1%）。另一项 I b 期研究（研究 116/KEYNOTE-524）的结果显示，乐伐替尼联合帕博利珠单抗在 100 例既往未经治疗且不可切除的肝细胞肝癌患者中具有良好的抗肿瘤活性。

2　案例解析和对未来新药开发的启示

2.1　LEAP 平台研究失败的 9 项 III 期研究案例解析

2018 年 3 月，由默沙东和卫材达成战略协议，联合开发仑伐替尼。

至此，仑伐替尼已被美国 FDA 批准用于治疗放射性碘难治性分化型腺癌，不可切除肝细胞癌一线治疗，以及与依维莫司联合用于晚期肾细胞癌的二线治疗。FDA 已批准帕博利珠单抗在肺癌、黑色素瘤、尿路上皮癌以及微卫星不稳定（Microsatellite Instability-HighMSI-H）实体瘤等的。LEAP（LEnvatinib And Pembrolizumab）系列研究是计划在子宫内膜癌、肝细胞肝癌、恶性黑色素瘤、肺癌、头颈鳞癌、膀胱癌、尿路上皮癌中进行多适应证探索。LEAP 系列中Ⅲ期研究 13 项，目前为止失败或终止的分别为 LEAP-001（帕博利珠单抗 / 仑伐替尼对比化疗治疗晚期子宫内膜癌），LEAP-002（帕博利珠单抗 / 仑伐替尼对比仑伐替尼治疗晚期肝细胞癌），LEAP-003（帕博利珠单抗 / 仑伐替尼对比仑伐替尼治疗晚期恶性黑色素瘤），LEAP-006（帕博利珠单抗 / 仑伐替尼联合化疗对比帕博利珠单抗联合化疗治疗晚期非鳞非小细胞肺癌），LEAP-007（帕博利珠单抗 / 仑伐替尼对比帕博利珠单抗治疗 PD-L1 阳性晚期非小细胞肺癌），LEAP-010（帕博利珠单抗 / 仑伐替尼对比帕博利珠单抗治疗头颈部鳞癌），LEAP-011（帕博利珠单抗 / 仑伐替尼对比帕博利珠单抗治疗尿路上皮癌）；2 项二线研究分别为 LEAP-012（帕博利珠单抗 / 仑伐替尼对比多西他赛二线治疗非小细胞肺癌）和 LEAP-008（帕博利珠单抗 / 仑伐替尼对比瑞戈非尼或 TAS-102 治疗奥沙利铂、伊立替康耐药的晚期结直肠癌），见表 10.1、表 10.2。

2.1.1　LEAP-001：子宫内膜癌　LEAP-001 研究是一项随机、开放标的Ⅲ期临床，旨在评估帕博利珠单抗联合仑伐替尼对比紫杉醇联合卡铂一线治疗晚期或复发性子宫内膜癌的疗效和安全性。主要研究终点为无疾病进展生存时间（PFS）和总生存时间（OS），次要终点包括客观缓解率、生活质量（ORR）和安全性。研究共入组 842 名受试者，按 1∶1 的比例随机分组接受帕博利珠单抗联合仑伐替尼或紫杉醇联合卡铂治疗。2023 年 12 月 8 日，默沙东官网宣布，LEAP-001 研究未达到 OS 和 PFS 的主要研究终点。

尽管此前联合治疗 FDA 已经通过 KEYNOTE-146 及 KEYNOTE-775 研究批准帕博利珠单抗联合仑伐替尼用于子宫内膜癌的二线治疗，但与一线标准治疗的对比仍以失败告终，警示在往前线推进的过程中仍然需要谨慎。

表 10.1　LEAP 平台系列研究

编号	适应证	治疗线数	试验组	对照组	主要终点	开始时间	目前状态
LEAP 001	子宫内膜癌	1L	仑伐替尼/帕博利珠单抗	紫杉醇+卡铂	PFS/OS	2019/4/11	2023.12 宣布失败
LEAP 002	肝癌	1L	仑伐替尼/帕博利珠单抗	仑伐替尼	PFS/OS	2019/1/19	2022.8 宣布失败
LEAP 003	黑色素瘤	1L	仑伐替尼/帕博利珠单抗	帕博利珠单抗	PFS/OS	2019/3/12	2023.4 宣布失败
LEAP 004	黑色素瘤	2L	仑伐替尼/帕博利珠单抗	NA	ORR	2019/2/20	II期研究，已结束
LEAP 005	实体瘤	≥2L	仑伐替尼/帕博利珠单抗	NA	ORR	2019/2/12	II期研究，已结束
LEAP 006	非鳞 NSCLC	1L	仑伐替尼/帕博利珠单抗	帕博利珠单抗联合化疗	PFS/OS	2019/11/5	2023.9 宣布失败
LEAP 007	PD-L1 阳性（TPS≥1）NSCLC	1L	仑伐替尼/帕博利珠单抗	帕博利珠单抗	PFS/OS	2019/10/23	2021.9 宣布失败
LEAP 008	非鳞 NSCLC	2L	仑伐替尼/帕博利珠单抗	多西紫杉醇	PFS/OS	2019/6/26	2023.9 宣布失败
LEAP 009	头颈鳞癌	2L	仑伐替尼/帕博利珠单抗	仑伐替尼	ORR	2020/8/6	正在进行中
LEAP 010	PD-L1 阳性（CPS≥1）头颈鳞癌	1L	仑伐替尼/帕博利珠单抗	帕博利珠单抗	ORR/PFS/OS	2020/2/5	2023.8 宣布失败
LEAP 011	不适合顺铂且 PD-L1 阳性（CPS≥10）或不适合化疗的尿路上皮癌	1L	仑伐替尼/帕博利珠单抗	帕博利珠单抗	PFS/OS	2019/5/6	2022.2 宣布失败
LEAP 012	肝癌	1L	仑伐替尼/帕博利珠单抗联合经动脉化疗栓塞术	经动脉化疗栓塞术	PFS/OS	2020/5/22	正在进行中
LEAP 014	食管癌	1L	仑伐替尼/帕博利珠单抗联合化疗	帕博利珠单抗联合化疗	PFS/OS	2021/7/28	正在进行中
LEAP 015	胃癌	1L	仑伐替尼/帕博利珠单抗联合化疗	化疗	PFS/OS	2020/12/30	正在进行中
LEAP 017	结直肠癌	≥2L	仑伐替尼/帕博利珠单抗	曲氟尿苷替匹嘧啶或瑞戈非尼	OS	2021/3/29	2023.4 宣布失败

表 10.2　LEAP 平台失败研究及部分结果

编号	适应证	治疗线数	试验组	对照组	主要终点	帕博利珠单抗用法用量	仑伐替尼用法用量	结果	不良事件
LEAP 001	子宫内膜癌	1L	仑伐替尼/帕博利珠单抗	紫杉醇/卡铂	PFS/OS	200 mg Q3W iv	20 mg po qd	未披露	未披露
LEAP 002	肝癌	1L	仑伐替尼/帕博利珠单抗	仑伐替尼	PFS/OS	200 mg Q3W iv	8 mg 或 12 mg	ORR: 25.1% vs. 17.5% PFS: 8.2 vs. 8.1,(HR 0.83 95% CI: 0.71 ~ 0.98)* OS:21.2 vs. 19.0,(HR 0.840 95%C: 0.71 ~ 0.997)*	≥ 3 级 AE: 62.5% vs. 57.5% AE 导致死亡: 1% vs. 0.8% AE 导致停药 :18% vs. 10.6%
LEAP 003	黑色素瘤	1L	仑伐替尼/帕博利珠单抗	帕博利珠单抗	PFS/OS	200 mg Q3W iv	20 mg po qd	ORR: 40.4% vs. 34.1%, P=0.04555 PFS: 10.1 vs. 4.2,(HR 0.83 95% CI: 0.69 ~ 1.00) OS: 25.8 vs. 39.5,(HR 1.20 95% CI: 0.97 ~ 1.48, P=0.9521a)	≥ 3 级 AE:58.7% vs. 29% AE 导致死亡: 0.6% vs. 0.9% AE 导致停药 : 25.9% vs. 15.4%

续表

编号	适应证	治疗线数	试验组	对照组	主要终点	帕博利珠单抗抗用法用量	仑伐替尼用法用量	结果	不良事件
LEAP 006	非鳞 NSCLC	1L	仑伐替尼/帕博利珠单抗联合化疗	帕博利珠单抗联合化疗	PFS/OS	200 mg Q3W iv	8 mg po qd	ORR: 57.1% vs. 50.7% PFS: 12.2 vs. 9.2 (HR 0.88 95% CI: 0.74~1.04; P=0.08) OS: 21.8 vs. 22.1 (HR 1.05 95% CI: 0.88~1.26; P=0.71)	≥ 3 级 AE:69.7% vs. 55.6% SAE: 37.5% vs. 26.9% AE 导致停药: 37.3% vs. 27.7%
LEAP 007	PD-L1 阳性 (TPS≥1) NSCLC	1L	仑伐替尼/帕博利珠单抗	帕博利珠单抗	PFS/OS	200 mg Q3W iv	20 mg po qd	ORR:41% vs. 28% PFS: 6.6 vs. 4.2, (HR 0.78, 95% CI: 0.64~0.95; P=0.006) # OS:14.1 vs. 16.4, (HR 1.10, 95% CI: 0.87~1.39; P=0.80) ORR 22.7% vs. 14.3%	≥ 3 级 AE: 57.9% vs. 24.4% SAE: NAAE 号致停药: 11.3% vs. 5.4%
LEAP 008	非鳞 NSCLC	2L	仑伐替尼/帕博利珠单抗	多西紫杉醇	PFS/OS	200 mg Q3W iv	20 mg po qd	PFS: 5.6 vs. 4.2, (HR 0.89 95% CI: 0.70~1.12) OS: 11.3 vs. 12.0, (HR 0.98 95% CI: 0.78~1.23)	≥ 3 级 AE: 59.7% vs. 48.6% SAE: 29.8% vs. 15.3% AE 导致停药: 27.6% vs. 14.7%
LEAP 010	PD-L1 阳性 (CPS≥1) 头颈鳞癌	1L	仑伐替尼/帕博利珠单抗	帕博利珠单抗	ORR/PFS/OS	200 mg Q3W iv	20 mg po qd	未披露	未披露

续表

编号	适应证	治疗线数	试验组	对照组	主要终点	帕博利珠单抗抗用法用量	仑伐替尼用法用量	结果	不良事件
LEAP 011	不适合顺铂且 PD-L1 阳性或不适合含铂治疗的尿路上皮癌	1L	仑伐替尼/帕博利珠单抗	帕博利珠单抗	PFS/OS	200 mg Q3W iv	20 mg po qd	ORR: 33% vs. 29% PFS: 4.5 vs. 4.0,（HR 0.90, 95% CI: 0.72 ~ 1.14）OS: 11.8 vs. 12.9,（HR 1.14, 95% CI: 0.87 ~ 1.48）	≥ 3 级 AE: 51.0% vs. 27.3% SAE: 22.4% vs. 9.9% AE 导致停药: 19.9% vs. 9.1%
LEAP 017	结直肠癌	≥ 2L	仑伐替尼/帕博利珠单抗	曲氟尿苷替匹嘧啶或瑞戈非尼	OS	400 mg Q6W iv	20 mg po qd	ORR: 10.4% vs. 1.7% PFS: 3.8 vs. 3.3,（HR 0.69 95% CI: 0.56 ~ 0.85）# OS: 9.8 vs. 9.3,（HR 0.83 95% CI: 0.68 ~ 1.02）	≥ 3 级 AE: 58.4% vs. 42.1% SAE: 22.4% vs. 9.9% AE 导致停药: 12.6% vs. 2.1%

表注：1L=一线 First-line），2L=二线（Second-line）以此类推。ORR: 客观缓解率，Objective response rate。PFS: 无病进展生存时间，Progression Free Survival。OS: 总生存，Overall Survival。HR: 风险比

2.1.2 LEAP-002：肝细胞癌 LEAP-002 研究是一项国际多中心的大型 Ⅲ 期研究，采用随机、双盲的研究设计，共纳入 794 例全球患者，其中亚洲患者（包含日本）占到全球患者的 40.8%。结果显示，帕博利珠单抗联合仑伐替尼治疗组和仑伐替尼单药组的中位总生存时间（OS）分别 21.1 个月和 19.0 个月（$HR=0.84$，95% CI 0.708 ~ 0.997，$P=0.0227$，未达到单侧 $P=0.019$ 的优效性临界值），无疾病进展生存时间（PFS）分别为 8.2 个月和 8.0 个月（$HR=0.867$，95% CI 0.712 ~ 0.978，$P=0.0466$，未达单侧 $P=0.002$ 的优效性临界值）。虽然研究终点 OS 和 PFS、ORR 等都显示出了获益的趋势，但 LEAP-002 研究在统计学意义上未达到预设主要研究终点。

在晚期 HCC 患者的一线治疗中，IMbrave150 阿替利珠单抗联合贝伐珠单抗对比索拉非尼改善了无疾病进展生存时间（PFS）和总生存时间（OS），另外 2 项 Ⅲ 期试验 ORIENT-32 研究（信迪利单抗联合贝伐珠单抗生物类似药）以及 SHR-1210- Ⅲ -310 研究（卡瑞利珠单抗联合阿帕替尼）对比索拉非尼作为肝细胞癌一线治疗取得了积极的结果。LEAP-002 中帕博利珠单抗联合仑伐替尼对比安慰剂联合仑伐替尼，有获益趋势却未能达到优效性临界值。相较于 KEYNOTE-524 研究，帕博利珠单抗联合仑伐替尼的抗肿瘤疗效与之前是一致的，但 LEAP-002 中仑伐替尼单药的疗效较 REFLECT 研究中仑伐替尼抗肿瘤疗效却更为突出。尽管多个免疫抑制剂联合抗血管生成药物获批肝癌一线治疗，总生存时间（OS）可能面临后线治疗的干扰，但该研究中试验组较对照组无疾病进展生存时间（PFS）相差程度也有限，见表 10.3。

2.1.3 LEAP-003：恶性黑色素瘤 LEAP-003 研究（NCT03820986）是一项全球国际多中心随机对照双盲 Ⅲ 期临床试验，共入组了 675 例患者，探索在晚期转移性黑色素瘤一线治疗中，帕博利珠单抗联合仑伐替尼对比晚期标准治疗帕博利珠单抗单药的疗效。结果显示：帕博利珠单抗联合仑伐替尼治疗组和帕博利珠单抗单药组的主要终点中位 OS 分别达为 25.8 个月和 39.5 个月（$HR=1.20$，95% CI 0.97 ~ 1.48，单侧 $P=0.9521$），PFS 分别为 10.1（6.5 ~ 12.4）个月和 4.2（3.0 ~ 6.9）个月（$HR=0.83$，95% CI 0.69 ~ 1.00）。次要终点方面，联合组和单药组的 ORR 分别为 40.4% 和 34.1%，单边 $P=0.04555$，不具备统计学差异（要求

表 10.3　晚期肝癌一线治疗结果

试验名称	试验组	对照组	人数	研究设计/基线特征	ORR	mPFS	mOS	主要结论
LEAP 002	帕博利珠单抗+仑伐替尼	安慰剂+仑伐替尼	794（1∶1）	随机、双盲双主要终点（PFS、OS）	26.1% vs. 17.5%	8.2 vs. 8.0	21.2 vs. 19.0	PFS 和 OS 均未达到预设统计学差异
SHR-1210-Ⅲ-310	卡瑞利珠单抗+阿帕替尼	索拉菲尼	543(1∶1)	随机、开放标签双主要终点（PFS、OS）	25.4% vs. 5.9%	5.6 vs. 3.7	22.1 vs. 15.2	PFS 和 OS 均达到预设统计学差异
COSMIC-312	阿替利珠单抗+卡博替尼/卡博替尼/阿替利珠单抗	索拉菲尼	837(2∶1∶1)	随机、开放标签双主要终点（PFS、OS）	11.0% vs. 6.0% vs. 4.0%	6.8 vs. 4.2	15.4 vs. - vs. 15.5	PFS 达到终点 OS 未达到统计学差异
IMbrave150	阿替利珠单抗+贝伐珠单抗	索拉菲尼	501(2∶1)	随机、开放标签双主要终点（PFS、OS）	30.0% vs. 11.0%	6.9 vs. 4.3	19.2 vs. 13.4	PFS 和 OS 均达到预设统计学差异
ORIENT-32	信迪利单抗+贝伐珠单抗	索拉菲尼	571(2∶1)	随机、开放标签双主要终点（PFS、OS）	21.0% vs. 4.0%	4.6 vs. 2.8	NR vs. 10.4	PFS 和 OS 均达到预设统计学差异
KEYNOTE-524	帕博利珠单抗+仑伐替尼	—	106	开始标签、单臂双主要终点（PFS、OS）	36%	9.3	22.0	
REFLECT	仑伐替尼	索拉菲尼	700(1∶1)	随机、开放主要终点：OS	24.1% vs. 9.2%	7.4 vs. 3.7	13.6 vs. 12.3	OS 达到了非劣界值，未达到优效效应计界值

$P < 0.001$）。帕博利珠单抗联合仑伐替尼的Ⅲ期一线研究 LEAP-003，连续错失包括 PFS、OS 和 ORR 等研究终点。

在前期帕博利珠单抗联合仑伐替尼治疗恶性黑色素瘤的 KEYNOTE-146 研究中，纳入了 ≤ 2 种既往系统治疗的转移性黑色素瘤患者 21 例，ORR 率为 47.6%，但该队列仅纳入了 13 例一线治疗患者。前期研究基础薄弱是 LEAP-003 失败不可忽视的原因之一。LEAP-003 研究显示帕博利珠单抗联合仑伐替尼治疗 OS 不及单药组（HR=1.20），且联合组带来了更多的 3 ~ 5 级毒性（58.7% $vs.$ 29%），更高的停药率（25.9% $vs.$ 15.4%）。联合用药不良反应异常显著也是 LEAP-003 失败不可忽视的原因。

2.1.4　LEAP-006：非鳞非小细胞肺癌　LEAP-006 是一项全球多中心、随机双盲安慰剂对照的Ⅲ期临床研究，探索在晚期非鳞非小细胞肺癌一线治疗中，帕博利珠单抗联合仑伐替尼对比晚期标准治疗帕博利珠单抗单药联合培美曲塞以及铂类的疗效和安全性。结果显示：主要终点中位 OS 分别达为 21.8 个月和 22.1 个月（HR=1.05，95% CI 0.88 ~ 1.26），PFS 分别为 12.2 个月和 9.2 个月（HR 0.88，95% CI 0.74 ~ 1.04，P= 0.080）。次要终点方面，联合组和单药组的 ORR 分别为 60.0% 和 53.6%。在安全性方面，联合治疗出现更多的 3 级以上 AE（69.7% $vs.$ 55.6%），更多的 SAE 发生率（37.5% $vs.$ 26.9%），以及更高的停药率（37.3% $vs.$ 27.7%）。

LEAP-006 研究中，帕博利珠单抗 / 仑伐替尼联合化疗挑战当前的晚期标准治疗帕博利珠单抗联合化疗，试验组疗效未见增加，反而增加了安全性事件，两组都有不低的停药率。前期Ⅰb/Ⅱ期 KEYNOTE-146 研究显示，帕博利珠单抗联合仑伐替尼在晚期非鳞 NSCLC 队列中 ORR 率达到了 33%，但该队列中仅纳入 3 例一线治疗患者（3/21），但并未开展帕博利珠单抗 / 仑伐替尼联合化疗在非鳞非小细胞肺癌中的疗效探索。前期研究基础薄弱是 LEAP-006 失败原因不可忽视的原因。

2.1.5　LEAP-007：PD-L1 阳性（TPS ≥ 1）NSCLC　LEAP-007 是一项Ⅲ期、双盲、随机对照研究，旨在评估帕博利珠单抗联合仑伐替尼与帕博利珠单抗在一线治疗 PD-L1 蛋白的表达率（TPS）≥ 1% 的 NSCLC 患者中的疗效。共有 623 名患者按 1 : 1 的比例随机分配至帕博利珠单抗联合仑伐替尼组或帕博利珠单抗单药组，主要研究终点是 PFS 和 OS，次要研究终点是 ORR。相较于帕博利珠单抗单药组，帕博利珠单抗联合仑伐替尼组中位 PFS 更长，分别为 6.6 个月和 4.2 个月（*HR* 0.78；95% *CI* 0.64 ～ 0.95；*P* = 0.00624），ORR 也显著高于帕博利珠单抗＋安慰剂组，分别为 40.5% 和 20.7%（*P* = 0.0037）。但两组中位 OS 分别为 14.1 和 16.4 个月（*HR* 1.10；95% *CI* 0.87 ～ 1.39；*P* = 0.79744），联合治疗未能改善总生存。安全性方面的数据显示，两组分别有 57.9% 和 24.4% 的患者发生了 3 级及以上治疗相关 AE，两组中 AE 导致停药分别为 11.3% 和 5.4%。

LEAP-007 中，帕博利珠单抗联合仑伐替尼对比帕博利珠单抗近期疗效有所增加（PFS、ORR 都有所改善），但 OS 却有受损趋势，且不良反应增加。Ⅰb/Ⅱ期 KEYNOTE-146 研究显示，帕博利珠单抗联合仑伐替尼在晚期后线 NSCLC 队列中 ORR 率达到了 33%，但该队列中仅纳入 3 例一线治疗患者（3/21），因此前期研究基础薄弱是 LEAP 007 失败不可忽视的原因。

2.1.6　LEAP-008：PD-1 耐药的非鳞 NSCLC　LEAP 008 是一项Ⅲ期、随机对照研究，旨在评估帕博利珠单抗联合仑伐替尼对比多西他赛在先前接受过一种抗 PD-1/L1 治疗的二线 NSCLC 患者中疗效与安全性的研究。共有 442 名患者按 4∶1∶1 的比例随机分配至帕博利珠单抗联合仑伐替尼组、多西他塞组或仑伐替尼组，主要终点是 PFS 和 OS。联合治疗组对比多西他赛组，OS 分别为 11.3 和 12.0 个月，*HR* 0.98（95% *CI* 0.78 ～ 1.23）。两组的中位 PFS 分别为 5.6 和 4.2 个月，*HR* 0.89（95% *CI* 0.70 ～ 1.12），两组 ORR 分别为 22.7% 和 14.3%。在安全性方面，联合治疗出现更多的 3 级及以上 AE（69.7% *vs.* 55.6%），更多的 SAE 发生率（29.8% *vs.* 15.3%），以及更高的停药率（27.6% *vs.* 14.7%）。

LEAP-008 在肺癌二线的去化疗 / 逆转免疫耐药的尝试，ORR 有所改善，但 PFS、OS 均未改善，且安全性事件明显增加。Ⅰb/Ⅱ期 KEYNOTE-146 研究显示，帕博利珠单抗＋仑伐替尼在 NSCLC 队列中 ORR 率达到了 33%，但该队列中仅纳入 21 例 ≤ 2 种既往系统治疗的转移性 NSCLC，因此前期研究基础薄弱是 LEAP 008 失败不可忽视的原因。

2.1.7　LEAP-010：PD-L1 阳性（CPS ≥ 1）头颈鳞癌　2023 年 8 月 25 日，默沙东官网公布，"可乐组合"（帕博利珠单抗联合仑伐替尼）

一线治疗 PD-L1 表达、复发或转移性头颈部鳞状细胞癌（head and neck squamous cell carcinoma，HNSCC）患者Ⅲ期临床研究（LEAP 010）结果显示，与帕博利珠单抗联合安慰剂对照组相比，帕博利珠单抗联合仑伐替尼试验组未显示出 OS 改善，默沙东和卫材评估后认为达到 OS 终点的可能性较低，决定终止该研究。截止目前，相关结果仍未披露。

Ⅰb/Ⅱ期 KEYNOTE-146 研究显示，帕博利珠单抗＋仑伐替尼在晚期 HNSCC 队列中 ORR 率达到了 46%，但该队列中仅纳入 2 例一线治疗患者（2/22），因此前期研究基础薄弱是 LEAP 010 失败不可忽视的原因。

2.1.8 LEAP-011：不适合顺铂治疗且 PD-L1 阳性（CPS ≥ 10）或不适合化疗的尿路上皮癌 LEAP 011 是一项多中心、全球Ⅲ期随机双盲研究，旨在评估一线帕博利珠单抗联合仑伐替尼对比帕博利珠单抗联合安慰剂在不适合顺铂且 PD-L1 阳性或不适合铂类治疗的局部晚期或转移性尿路上皮癌患者中的疗效。研究共纳入 441 例患者按 1∶1 比例随机分配到帕博利珠单抗联合仑伐替尼组（联合组）和帕博利珠单抗联合安慰剂组（对照组），分别纳入 218 例和 223 例，主要研究终点是 PFS 和 OS，关键次要终点为 ORR。联合组和对照组的中位 PFS 分别为 4.5 和 4.0 个月（HR=0.9, 95% CI 0.72 ~ 1.14），两组的中位 OS 分别为 11.8 和 12.9 个月（HR=1.14），两组的 ORR 分别为 33.1% 和 28.9%。在安全性方面：联合治疗组和对照组 3 级及以上不良事件发生率分别为 51.0% 和 27.3%，AE 导致停药率分别为 19.9% 和 9.1%。

LEAP-011 研究中，帕博利珠单抗联合仑伐替尼对比帕博利珠单抗未能改善疗效，反而增加了安全性事件。前期Ⅰb/Ⅱ期 KEYNOTE-146 研究显示，帕博利珠单抗联合仑伐替尼在晚期 UC 队列中 ORR 率达到了 25%，以及可接受的安全性。但该队列中仅纳入 4 例一线治疗患者（4/25），前期研究基础薄弱是 LEAP 011 失败不可忽视的原因。

2.1.9 LEAP-017：联合治疗失败的 MSI-I/pMMR 结直肠癌 LEAP-017 是一项随机、开放标签的Ⅲ期试验，旨在评估帕博利珠单抗联合仑伐替尼与瑞戈非尼或相比，对标准治疗进展的 pMMR 或非 MSI-H 的不可切除和转移性结直肠癌患者的疗效。共有 480 名参与者按 1∶1 随机分配到 2 组：一组接受帕博利珠单抗联合仑伐替尼；另一组接受瑞戈非尼或曲氟尿苷替匹嘧啶片（TAS-102）。试验主要终点是 OS，关键次要终点包括 PFS、ORR。结果显示：中位 OS 分别为 9.8 和 9.3 个月，*HR* 0.83（0.68 ~ 1.02），未达到研究的主要终点；中位 PFS 分别为 3.8 和 3.3 个月，*HR* 0.69（0.56 ~ 0.85），ORR 分别为 10.4% *vs.* 1.7%，联合组较化疗组有一定优势。

在 LEAP-005 帕博利珠单抗联合仑伐替尼Ⅱ期研究的晚期结直肠癌队列中，总共纳入 32 例患者，ORR 率达到 22%，PFS 为 2.3 个月，OS 为 7.5个月。既往仑伐替尼单药治疗晚期结直肠癌在 CORRECT 研究中 OS 为 6.4月，在 RECOURSE 研究中位 OS 为 7.1 月。在 LEAP-017 中，帕博利珠单抗联合仑伐替尼试验组的 ORR 率有所下降为 10.4%，且对照组仑伐替尼单药组的总生存时间（OS）超出预期达到了 9.3 个月。最终，在 LEAP 017 中联合治疗组改善了晚期结肠癌患者的 ORR、PFS，没有达到 OS 的主要研究终点。

2.2 同类产品联合治疗的概况

过去十多年中，多项研究测试了不同类型免疫检查点抑制剂与抗血管生成药物组合的抗肿瘤疗效。在晚期 RCC 的一线治疗中，帕博利珠单抗 / 阿昔替尼对比舒尼替尼（KEYNOTE-426 试验）、帕博利珠单抗 / 仑伐替尼对比舒尼替尼（CLEAR 研究）、以及纳武利尤单抗 / 卡博替尼对比舒尼替尼（CheckMate 9ER 研究）都达到了无疾病进展生存时间 PFS 和 / 或 OS 的主要终点并获批晚期肾癌的一线治疗。阿替利珠单抗 / 贝伐珠单抗对比舒尼替尼（IMmotion151 试验）改善了 PFS，但并未改善 OS。

同样的组合阿替利珠单抗 / 贝伐珠单抗在 IMbrave150 试验中，与索拉非尼相比，改善了 PFS 和 OS，该组合被获批作为晚期 HCC 患者的一线治疗，另外 2 项Ⅲ期试验比较了抗 PD-1 抗体信迪利单抗联合贝伐珠单抗生物类似药联、抗 PD-1 抗体信迪利单抗联合贝伐珠单抗生物类似药与索拉非尼作为肝细胞癌一线治疗药物也取得了积极的结果。

在肺癌领域，仅有阿替利珠单抗 / 贝伐珠单抗联合化疗对比贝伐珠单抗联合化疗（IMpower150 试验），取得了 OS 获益，其他如 LEAP-006、LEAP-007、LEAP-008 均未获益。从 IMpower150 试验试验设计上考虑，获益来自阿替利珠单抗与化疗的联合可能性大。

除了这些成功的试验外，免疫检查点抑制剂联合抗血管生成药物作为转移性肿瘤的一线治疗的Ⅲ期试验未能显示 OS 益处，例如 JAVELIN Renal-101（阿维鲁单抗/阿昔替尼对比舒尼替尼治疗 RCC），COSMIC-312（阿替利珠单抗/卡博替尼对比索拉非尼治疗肝细胞癌），IMagyn050（阿替利珠单抗/贝伐珠单抗联合化疗对比贝伐珠单抗联合化疗治疗卵巢癌），以及 LEAP 上述的多个失败研究等。

2.3　LEAP 系列研究失败原因分析

2.3.1　早期试验中一线、二线治疗探索患者数量有限　除 LEAP-002 针对晚期肝细胞癌一线治疗研究，在前期开展 KEYNOTE-524 进行剂量爬坡和剂量拓展研究，其他 LEAP 系列研究的基础来自 KEYNOTE-146 研究、LEAP-005 两个篮子研究，纳入一线或二线治疗患者数量在 3-32 之间，在此基础上直接开展多个Ⅲ期临床研究失败表明：如果没有来自同一患者群体的Ⅰb/Ⅱ期研究的患者或可靠的疗效数据，启动Ⅲ期试验是有风险的。早期和较小的研究中观察到的有希望的客观缓解率（ORRs），通常不会转化为后续关键的大型随机对照Ⅲ期试验中的无疾病进展生存时间（PFS）或总生存时间（OS）改善。

2.3.2　免疫检查点抑制剂的耐药机制不明，逆转耐药并不容易　LEAP-008 试验研究了免疫检查点抑制剂与抗血管生成药物在免疫检查点抑制剂治疗后疾病进展的非小细胞肺癌患者，初步结果令人失望。免疫检查点抑制剂耐药性的机制复杂，在不清楚耐药机制情况下免疫检查点抑制剂联合抗血管生成药物治疗存在失败的风险；对免疫检查点抑制剂或对抗血管生药物单药反应性差可能会导致联合疗法的Ⅲ期试验疗效不佳。

2.3.3　单药的抗肿瘤作用需要考量　抗血管生成药物或免疫检查点抑制剂作为单一疗法对某种恶性肿瘤不敏感，免疫检查点抑制剂与抗血管生存药物的联合疗法在这种肿瘤中可能疗效也不佳，联合治疗疗效可能应仅限于已知至少对 2 种治疗类别的药物具有中等反应的肿瘤。

在对抗血管生成药物作为单一疗法不太敏感 NSCLC 中，LEAP-006、LEAP-007 试验失利表明，无论是在去化疗、还是联合化疗在 NSCLC 一线治疗均未能显示帕博利珠单抗/仑伐替尼优于单独使用帕博利珠单抗的总生存时间（OS）获益。

2.3.4　抗血管生成药物的"血管正常化"机制再思考　免疫检查点

抑制剂联合抗血管生成药物的联合的理论依据是抗血管生成药物的"血管正常化"作用，通过改善乏氧，改善肿瘤微环境并增强免疫。但免疫检查点抑制剂联合抗血管生成药物治疗尽管有成功案例，失败案例却很多（LEAP 临床研究系列失败）联合治疗协同作用机制值得深入研究。

2.3.4.1　肿瘤中新生血管生成和抗血管生成药物的血管正常化　肿瘤新生血管生成的概念是基于肿瘤持续增长需要肿瘤新生血管生成提供的氧气和营养物质以满足需求。肿瘤新生血管高表达 VEGF，会抑制抗原呈递树突状细胞（DC）的成熟和功能；促进 Treg 细胞表达 VEGFR2，减少细胞毒性 $CD8^+$ T 细胞的扩增、浸润和功能，诱导肿瘤相关巨噬细胞极化为免疫抑制性 M2 表型，将髓源性抑制细胞（MDSC）吸引到肿瘤中，并诱导或上调 $CD8^+$ T 细胞中免疫检查点蛋白（如 PD-1）的表达等造成肿瘤免疫抑制的肿瘤微环境（TME）；VEGF 还可以促进肿瘤血管内皮细胞中促凋亡效应分子 Fas 配体（FasL）的上调，从而诱导内皮细胞附着的 $CD8^+$ T 细胞的细胞死亡，抑制肿瘤内 T 细胞的抗肿瘤活性；肿瘤新生血管是异常的迂曲结构，会损害肿瘤内灌注，导致缺氧，同时高渗透性特征会导致癌细胞及其细胞外基质对血管的压迫以及淋巴引流系统不良会导致血流量减少，可能会阻碍免疫细胞的进入和抗肿瘤药物的灌注。

抗血管生成药物，通过血管消退和修剪的机制去除无功能血管，达到增加血液灌注和减少血管渗漏，血管正常化可以降低肿瘤缺氧水平，同时逆转或阻断 VEGF 介导的肿瘤免疫抑制微环境以及肿瘤血管的免疫抑制作用。但血管正常化是药物暴露后短暂的血管变化，有一定的"血管正常化窗口期"。如果抗血管生成药物过度"修剪"新发育的肿瘤血管或阻止它们形成，可以导致的血流量灌注减少，可能会加剧缺氧和免疫抑制性 TME。血管正常化窗口的最佳时间和持续时间因癌症类型和治疗剂量而异。

2.3.4.2　抗血管生成药物与 PD-1 联合作用的机制　在免疫检查点抑制剂基础上加入抗血管生成药物的作用表现为两个方面，一方面有益影响，抗血管生成药物促进肿瘤血管正常化，增加血液灌注和减少血管渗漏，降低肿瘤缺氧水平，同时逆转或阻断 VEGF 介导的肿瘤免疫抑制微环境，增强免疫检查点抑制剂的疗效。另一方面，如果抗血管生成药物过度修剪肿瘤血管，导致灌注减少、渗透性高，同时肿瘤内免疫检查点抑制剂药物生物分布、积累减少，同时加剧缺氧和免疫抑制 TME，这可能会促进肿瘤生长转移，见图 10.1。

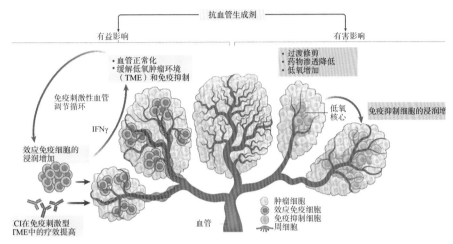

图 10.1　抗血管生成药物是一把双刃剑

2.3.4.2.1 缺氧　抗血管生成药物可能会加剧肿瘤缺氧，肿瘤缺氧是导致抗癌治疗耐药性发展的最重要、最常见的因素之一。传统以批准剂量使用的抗血管生成药物对肿瘤脉管系统的过度修剪可能导致肿瘤灌注不足，从而增加缺氧。大多数研究显示，当使用抗血管生成药物常用推荐剂量和长时间用药时，肿瘤缺氧会增加。传统意义上将更高剂量等同于更高疗效的原则可能不适用于诱导免疫反应，剂量低于标准常用剂量的抗血管生成药物可能会导致血管正常化和免疫调节。但临床上很少使用低于批准剂量的抗血管生成药物，并且它们对肿瘤缺氧的影响或与免疫检查点抑制剂联合使用时是否能改善结局均未得到详细评估，在 LEAP-002 的晚期肝癌的一线治疗中对抗血管生成药物剂量做了适当调整，尽管研究结果未达到预期统计界值，但无论在疗效与副反应都有可圈可点之处。

2.3.4.2.2 药物分布　免疫检查点抑制剂联合抗血管生成药物治疗，如何影响免疫检查点抑制剂在肿瘤中的分布？如果在抗血管生成药物诱导的"血管正常化窗口"期间给予免疫检查点抑制剂就会促进免疫检查点抑制剂在肿瘤重的分布；抗血管生成药物与免疫检查点抑制剂联合给药发生在"血管正常化窗口"之外，就可能导致免疫检查点抑制剂在肿瘤内分布显着减少，这可能在某种程度上抵消其潜在的抗肿瘤功效。因此联合给药顺序、给药间隔仍需进一步研究。数字模型提示：VEGF/PD-1/PD-（L）1 的双特异性抗体由于半衰期长，抑制 VEGF 导致血管正常化抗肿瘤效果显着，VEGF/PD-1 双特异性抗体依沃西单抗与化疗联合在晚期非小细胞肺癌（NSCLC）患者具有良好的活性，客观缓解率（ORR）为 54%，且对比帕博利珠单抗一线治疗 PD-L1 阳性 NSCLC 的Ⅲ期临床试验（HARMONi-2）达到主要终点无疾病进展时间（PFS）的改善。

2.3.4.2.3 肿瘤异质性：非新生血管生成性肿瘤　恶性肿瘤生长除新生血管生成外，还有非血管生成性肿瘤，即肿瘤通过模仿血管生成（癌细胞可以形成血管样结构来灌注血液）、套叠，或者对各种器官现有的丰富血管系统进行笼络（co-opting）"劫持"（hijacking）来规避新生血管生成。尽管非血管生成性肿瘤也存在 VEGF 表达水平升高介导的免疫抑制作用，但抗血管生成药物在这类肿瘤中诱导的免疫激活、血管调节作用可能会降低。研究表明，> 70% 乳腺癌或结直肠癌转移被认为完全或主要是非血管生成的方式生长的，这一类型肿瘤是否对抗血管生成 / 免疫检查点抑制剂治疗反应较差，该理论仍需研究验证。

3 讨论嘉宾的意见与建议

Q：帕博利珠单抗作为单药适应证 47 个、联合适应证 18 个，最成功的 PD-1，2023 年的药王，但与仑伐替尼联合的 LEAP 系列研究历经 9 连败，说明了什么？

李宁：药企在执行 PD-1 联合给药策略前需要深思，傍大腿如果步履不一致，也是要摔跟头的。

王训强：随着时间推移抗肿瘤标准治疗与指南不断更新，对比 Keynote 系列研究，后续开展的 LEAP 系列的对照组可能是 K 药，或者 K 药联合治疗，给临床试验的成功带来更大的挑战。

Q：K 药在已经有 K 药单药或联合适应证的情况下，为什么要开展联合仑伐替尼的 LEAP 系列研究？

王训强：药物虽然有一线适应症，希望让病人获得更长的 PFS 的或 OS，做更多的探索，是对科学的追求，对更好疗效的追求。

李贲：首先，LEAP 系列研究是一石二鸟，K 药获批的适应证有的是附条件批准或加速批准，上市后要求做确证性研究，开展前线或者联合治疗可以获批更多的适应证；其次，开展联合治疗是百尺竿头更进一步，在激烈竞争的市场环境下，前瞻性开展多个大瘤肿一线治疗是药企防御性布局，预防其他竞争者开展同类研究而后发先制。

Q：从机制上讲，免疫检查点抑制剂与抗血管生成药物能不能连用？与免疫药物联合疗效最好的为什么是化疗？

王训强：免疫检查点抑制剂单药疗效有限，联合治疗开发策略是共识。免疫检查点抑制剂与抗血管生成药物在临床前研究证实是存在协同作用。

王书航：化疗与免疫检查点抑制剂联合，化疗可以快速杀灭肿瘤，肿瘤释放抗原导致 T 细胞识别杀伤、增强免疫疗效；化疗一般用药为 4～6 个周期，再免疫检查点抑制剂维持治疗，患者耐受性更好。

Q：LEAP 系列研究中，联合治疗比 K 药单药有更多的 3～5 级 AE；联合治疗疗效不一定会增加，但是 AE 的增加可能是一定的。在研发过程中，如何考量联合治疗的 AE？

王训强：研发过程中会比较关注安全性问题，如果 3～5 级 AE 比例高，影响后续用药及药物的暴露剂量，可能不能转化为长期生存。

李贲：作为统计师在项目进行过程中也要关注不良事件的发生情况，会关注 3 级以上不良事件发生的时间，如果观察到入组后很快出现了 3 级及以上的 AE 或剂量调整、中断，统计师会再对设计做一些调整。

Q：关于 LEAP 系列研究没有大 II 期研究直接开展 III 期，在研究设计阶段如何考量？

李宁：首先是大药企大手笔，做前线防御性布局，即使失败也值得。

李贲：在假设 HR 值时会采取保守策略，可能需要纳入更多患者数量。

王训强：在临床试验中采用多次期中分期，试验早期就设定期中分析，提前了解试验药物的疗效与安全。

Q：关于研究双终点、多次期中分析设定的理由？消耗 α 是否使成功率受损？

李贲：①设立 PFS/OS 双终点是 K 药早年间药弯道超车的的路径依赖，

PFS 可以更早拿到试验结果从而获得批准或加速审批；随着监管的收紧，OS 越来越重要，双终点不可避免，且 OS 的 α 值分配比重越来越高；②多次期中分析：基于安全性评估可以在更早的时间期中分析，以了解安全性与初步的疗效以及可行性；试验中后期设置期中分析可以提前申报，或者提前终止；③α 消耗与试验成功概率：站在统计角度，期中分析 / 多终点在设计时额外增加了消耗的样本量，保证了把握度（power），影响的其实是预算，不影响成功率；除非预算有限不能增加样本会有一定影响。

Q: 如何看待于 LEAP 系列的资金投入与产出？

李宁：LEAP 系列预估共纳入约 1 万例患者，保守估计花费在 50 亿美元，可以说是大药企的大手笔，先发治人全面进军大癌肿一线联合治疗，制药行业内各制药公司不可盲目跟风，要预估药物有效性、根据自己的实力量力而行；默沙东能做出 K 药这么成功的大药企，尽管 LEAP 系列多个研究失利，但他们的 CEO 或者 CMO 绝对有全盘考量，我们一定要给予足够的尊重，同时感谢默沙东公布一系列失利研究的结果供业界一起学习。

4 对未来新药开发的启示

4.1 抗血管生成药 – 免疫检查点抑制剂联合疗法的试验设计考量

在瘤肿选择上，尽可能选择早期研究有可靠疗效数据再开展Ⅲ期研究，或者是对抗血管生成药物或免疫检查点抑制剂作为单一疗法都有中等反应的肿瘤，以期改善肿瘤患者的预后，增大临床试验的成功概率。

探索抗血管生成药物"血管正常化窗口"的适度剂量、用药疗程。过度修剪肿瘤血管导致短暂"血管正常化窗口"出现灌注降低，同时加剧缺氧和免疫抑制 TME，促进了肿瘤进展和快速耐药性。需要探索 VEGF 单克隆抗体、抗血管生成 TKI 等不同类型抗血管生成药物的适当用量、用药时长，通过与不同的抗血管生成药物、不同用药剂量联合改善乏氧是非常重要的措施。

探索在"血管正常化窗口"期间最求更大的反应深度，期望肿瘤明显缩小后改善乏氧，增加药物分布，从而更好地逆转免疫耐药以达到更持久的反应。与接受抗血管生成药 / 免疫检查点抑制剂联合治疗的患者相比，接受免疫检查点抑制剂双联疗法的患者具有持久反应的比例更高。有Ⅲ期试验正在探索在抗血管生成 / 免疫检查点抑制剂组合中添加第二种免疫检查点抑制剂。

4.2 联合疗法同时开发多个不同适应证的决策考量

药企的药物管线研发策略的布局，会评估成功可能性（药物有效性、安全性数据）、有"未满足临床需求"、市场潜力、财力与时间成本等，同时竞争激烈的市场环境也是药企同时开发多个适应证的原因。通常情况下"成功可能性"是药企在挑选适应证时的第一考量。

临床前以及早期临床数据对于成功可能性的预估至关重要，药物在临床开发的早期阶段，可以尝试一个多重扩增队列试验设计（Multiple expansion cohorts），在不同的适应证探索，适宜采用适应性的设计，比如：早期终止原则、延伸至标准单臂二期试验、或开展Ⅱ/Ⅲ期无缝连接试验等。

但不同体量药企在药物研发布局中，考量重点会有所差异。默沙东的 LEAP 系列研究直接根据Ⅰb/Ⅱ期小的队列研究，前瞻性开展多个瘤肿的Ⅲ期研究，挑战默沙东已有帕博利珠单抗 / 仑伐替尼单药或联合获批的一线适应证，由于研究的对照组是帕博利珠单抗或者帕博利珠单抗联合治疗，给临床试验的成功带来更大的挑战。LEAP 系列研究是超前的"未满足的临床需求"，追求在常规一线治疗的基础上更进一步，结合 PD-1/L1、抗血管生成药物竞争激烈的市场环境，LEAP 研究是药企先发制人的防御性布局，预防其他竞争者开展同类研究赶超。在药物研发领域，默沙东以子之矛攻子之盾，勇于自我挑战值得尊敬，在研发失利后公布一系列失利研究结果供业界学习，虽败尤荣。

当今药物研发市场竞争依然激烈，许多药企的研发策略也是从Ⅰ期直接开展Ⅲ期研究。LEAP 系列研究根据Ⅰb/Ⅱ期小的队列研究直接开展Ⅲ期研究，采取了一系列措施控制风险：①临床试验设计之初假设 HR 值时会采取保守策略，纳入更多患者数量；②在临床试验中采用多次期中分期，试验早期就设定期中分析了解疗效与安全性，在疗效不佳或安全性差时提前终止研究；③设立无疾病进展生存时间（PFS）/ 总生存时间（OS）双终点，无疾病进展生存时间（PFS）可以更早拿到试验结果从而获得批准或加速审批；④期中分析 / 多终点在设计时额外增加了 α 消耗的样本量，保证了把握度（power），做到影响预算而不影响成功率。

　　当前联合治疗已成为目前临床试验药物研发的主要策略，联合治疗方案不仅要有效，是否增效才是药监部门关心的问题，需要药企开展小规模随机对照早期研究。多药联合势必会增加安全风险，联合治疗长期用药的不良反应更需引起重视。尽管以默沙东为首的大制药公司经常掀起研究探索多瘤肿适应证的研究，但不可否认的是：没有良好的前期基础，联合机制研究不明确、联合治疗长期用药的不良反应未知，即使临床试验过程科学、客观，但结果仍然还是不尽如人意。在药物开发的过程中需结合自身药物特性，同时药企需考量自身体量，联合治疗不可盲目跟风，根据 I 期研究结果直接开展 III 期研究的策略也不可盲目跟风。

参考文献

［1］AREDO J V, URISMAN A, GUBENS M A, et al. Phase Ⅱ trial of neoadjuvant osimertinib for surgically resectable EGFR-mutated non-small cell lung cancer[J]. J Clin Oncol 2023;41:8508-8508. https://doi.org/10.1200/JCO.2023.41.16_suppl.8508.

［2］BACHY E, Le GOUILL S, DI BLASI R, et al. A real-world comparison of tisagenlecleucel and axicabtagene ciloleucel CAR T cells in relapsed or refractory diffuse large B cell lymphoma[J]. Nat Med, 2022, 28(10):2145-2154.

［3］BAGCHI S, YUAN R, ENGLEMAN EG. Immune Checkpoint Inhibitors for the Treatment of Cancer: Clinical Impact and Mechanisms of Response and Resistance[J]. Annu Rev Pathol, 2021, 16:223-249. doi: 10.1146/annurev-pathol-042020-042741. Epub 2020 Nov 16. PMID: 33197221.

［4］BARDIA A, HURVITZ S A, TOLANEY S M, et al. Sacituzumab govitecan in metastatic triple-negative breast cancer[J]. N Engl J Med, 2021, 384(16):1529-1541.

［5］BATUS M, WAHEED S, RUBY C, et al. Optimal management of metastatic melanoma: current strategies and future directions. Am J Clin Dermatol, 2013, 14(3):179-194. doi:10.1007/s40257-013-0025-9

［6］BECK A, GOETSCH L, DUMONTET C, et al. Strategies and challenges for the next generation of antibody-drug conjugates[J]. Nature Reviews Drug Discovery, 2017, 16(5): 315-337.

［7］BEER T M, ARMSTRONG A J, RATHKOPF D E, et al. Enzalutamide in metastatic prostate cancer before chemotherapy[J]. N Engl J Med, 2014, 371(5):424-33. doi: 10.1056/NEJMoa1405095. Epub 2014 Jun 1. PMID: 24881730; PMCID: PMC4418931.

［8］BERMAN E. How I treat chronic-phase chronic myelogenous

leukemia[J]. Blood, 2022, 139(21):3138-3147.

［9］ BESSEDE A, PEYRAUD F, BESSE B, et al. TROP2 is associated with primary resistance to immune checkpoint inhibition in patients with advanced non-small cell lung cancer[J]. Clin Cancer Res, 2024, 30(4):779-85.

［10］ BISHOP M R, DICKINSON M, PURTILL D, et al. Second-line tisagenlecleucel or standard care in aggressive B-cell lymphoma. N Engl J Med, 2022, 386(7):629-639.

［11］ BOUCHARD H, VISKOV C, GARCIA-ECHEVERRIA C. Antibody-drug conjugates—a new wave of cancer drugs[J]. Bioorganic & Medicinal Chemistry Letters, 2014, 24(23): 5357-5363.

［12］ BRAY F, LAVERSANNE M, SUNG H, et al. Global cancer statistics 2022: GLOBOCAN estimates of incidence and mortality worldwide for 36 cancers in 185 countries[J]. CA Cancer J Clin, 2024, 74(3):229-263.

［13］ CAI X, CHIU Y H, CHEN Z J. The cGAS-cGAMP-STING pathway of cytosolic DNA sensing and signaling[J]. Molecular Cell, 2014, 54(2): 289-296.

［14］ CHAO M P, ALIZADEH A A, TANG C, et al. Anti-CD47 antibody synergizes with rituximab to promote phagocytosis and eradicate non-Hodgkin lymphoma[J]. Cell, 2010, 142(5):699-713.

［15］ CHAPMAN A M, SUN K Y, RUESTOW P, et al. Lung cancer mutation profile of EGFR, ALK, and KRAS: Meta-analysis and comparison of never and ever smokers[J]. Lung Cancer, 2016,102:122-134.

［16］ CHEN X, XUE L, DING X, et al. An Fc-competent anti-human TIGIT blocking antibody ociperlimab(BGB-A1217)elicits strong immune responses and potent anti-tumor efficacy in pre-clinical models[J]. Front Immunol, 2022, 13:828319. doi: 10.3389/fimmu.2022.828319.

［17］ CHENG A L, QIN S, IKEDA M, et al. Updated efficacy and safety data from IMbrave150: Atezolizumab plus bevacizumab vs. sorafenib for unresectable hepatocellular carcinoma[J]. J Hepatol. 2022, 76(4):862-

873. doi: 10.1016/j.jhep.2021.11.030. Epub 2021 Dec 11.

[18] CHENG Y, YUAN X, TIAN Q, et al. Preclinical profiles of SKB264, a novel anti-TROP2 antibody conjugated to topoisomerase inhibitor, demonstrated promising antitumor efficacy compared to IMMU-132[J]. Front Oncol, 2022, 12:951589.

[19] CHU X, TIAN W, WANG Z, et al. Co-inhibition of TIGIT and PD-1/PD-L1 in cancer immunotherapy: mechanisms and clinical trials[J]. Mol Cancer, 2023, 22(1):93. doi: 10.1186/s12943-023-01800-3. Erratum in: Mol Cancer, 2023, 22(1):101. doi: 10.1186/s12943-023-01812-z.

[20] CITRIN D E. Recent Developments in Radiotherapy[J]. N Engl J Med, 2017, 377(11):1065-1075.

[21] COHEN R, VENKATESH S, KIM Y J, et al. Novel immunostimulatory antibody-drug conjugates induce potent antitumor immunity through dual engagement of innate and adaptive immune responses[J]. Molecular Cancer Therapeutics, 2020, 19(10): 2044-2056.

[22] CORRALES L, GAJEWSKI T F. Molecular pathways: targeting the stimulator of interferon genes(STING)in the immunotherapy of cancer[J]. Clinical Cancer Research, 2015, 21(21): 4774-4779.

[23] DHANYAMRAJU P K, PATEL T N. Melanoma therapeutics: a literature review[J]. J Biomed Res, 2022, 36(2):77-97. doi:10.7555/JBR.36.20210163.

[24] DORONINA S O, TOKI B E, TORGOV M Y, et al. Development of potent monoclonal antibody auristatin conjugates for cancer therapy[J]. Nature Biotechnology, 2003, 21(7): 778-784.

[25] FAN Z, WANG X, XU Y, et al. Extended neoadjuvant therapy in NSCLC achieved remarkable pathological complete response(pCR) rate and prolonged disease-free survival[J]. J Clin Oncol 2022;40: e20500-e20500. https://doi.org/10.1200/JCO.2022.40.16_suppl.e20500.

[26] FERLAY J, SOERJOMATARAM I, DIKSHIT R, et al. Cancer

incidence and mortality worldwide: sources, methods and major patterns in GLOBOCAN 2012[J]. Int J Cancer, 2015, 136(5):E359-86. doi: 10.1002/ijc.29210. Epub 2014 Oct 9. PMID: 25220842.[7]

［27］FIZAZI K, JONES R, OUDARD S, et al. Phase Ⅲ, randomized, double-blind, multicenter trial comparing orteronel(TAK-700)plus prednisone with placebo plus prednisone in patients with metastatic castration-resistant prostate cancer that has progressed during or after docetaxel-based therapy: ELM-PC 5[J]. J Clin Oncol, 2015, 33(7):723-31. doi: 10.1200/JCO.2014.56.5119. Epub 2015 Jan 26. PMID: 25624429; PMCID: PMC4879718.

［28］FRENTZAS S, KAO S, GAO R, et al. AdvanTIG-105: a phase I dose escalation study of the anti-TIGIT monoclonal antibody ociperlimab in combination with tislelizumab in patients with advanced solid tumors[J]. J Immunother Cancer, 2023, 11(10):e005829. doi: 10.1136/jitc-2022-005829.

［29］GAO W, PAN J, PAN J. Antitumor Activities of Interleukin-12 in Melanoma[J]. Cancers(Basel), 2022, 14(22):5592. doi: 10.3390/cancers14225592. PMID: 36428682; PMCID: PMC9688694.

［30］GARON E B, RIZVI N A, HUI R, et al. Pembrolizumab for the treatment of non-small-cell lung cancer[J]. N Engl J Med, 2015,372(21):2018-2028.

［31］GARRIS CS, ARLAUCKAS SP, KOHLER RH, et al. Successful anti-PD-1 cancer immunotherapy requires t cell-dendritic cell crosstalk involving the cytokines IFN-γ and IL-12[J][published correction appears in Immunity. 2022 Sep 13;55(9):1749]. Immunity, 2018, 49(6):1148-1161.e7. doi:10.1016/j.immuni.2018.09.024.

［32］GRAYLING M J, DIMAIRO M, MANDER A P, et al. A review of perspectives on the use of randomization in phase Ⅱ oncology trials[J]. J Natl Cancer Inst, 2019, 111(12):1255-1262. doi: 10.1093/jnci/djz126.

［33］GUAN X, HU R, CHOI Y, et al. Anti-TIGIT antibody improves PD-L1 blockade through myeloid and Treg cells[J]. Nature, 2024,

627(8004):646-655. doi: 10.1038/s41586-024-07121-9. Epub 2024 Feb 28. Erratum in: Nature. 2024 Mar;627(8005):E11. doi: 10.1038/s41586-024-07280-9. Erratum in: Nature. 2024 Jun;630(8016):E9. doi: 10.1038/s41586-024-07562-2.

[34] GUO W, WANG H, LI C. Signal pathways of melanoma and targeted therapy[J]. Signal Transduct Target Ther, 2021, 6(1):424. doi: 10.1038/s41392-021-00827-6. PMID: 34924562; PMCID: PMC8685279.

[35] HOUOT R, BACHY E, CARTRON G, et al. Axicabtagene ciloleucel as second-line therapy in large B cell lymphoma ineligible for autologous stem cell transplantation: a phase 2 trial[J]. Nat Med, 2023, 29(10):2593-2601.

[36] HSIEH M Y, HSU S K, LIU T Y, et al. Melanoma biology and treatment: a review of novel regulated cell death-based approaches[J]. Cancer Cell Int, 2024, 24(1):63. Published 2024 Feb 9. doi:10.1186/s12935-024-03220-9.

[37] HUANG J, LIU F, LI C, et al. Role of CD47 in tumor immunity: a potential target for combination therapy[J]. Sci Rep, 2022, 12(1):9803.

[38] IQVIA. Global Oncology Trends 2023: Outlook to 2027. 2023.

[39] JUNTTILA T T, LI G, PARSONS K, et al. Trastuzumab-DM1(T-DM1) retains all the mechanisms of action of trastuzumab and efficiently inhibits growth of lapatinib insensitive breast cancer[J]. Breast Cancer Research and Treatment, 2011, 128(2): 347-356.

[40] KAUR S, CICALESE K V, BANNERJEE R, et al. Preclinical and clinical development of therapeutic antibodies targeting functions of CD47 in the tumor microenvironment[J]. Antib Ther, 2020, 3(3):179-192.

[41] LAMBERT J M, BERKENBLIT A. Antibody-drug conjugates for cancer treatment[J]. Annual Review of Medicine, 2018, 69: 191-207.

[42] LEE J M, MCNAMEE C J, TOLOZA E, et al. Neoadjuvant targeted therapy in resectable NSCLC: current and future perspectives[J]. J Thorac Oncol Off Publ Int Assoc Study Lung Cancer 2023;18:1458-77.

https://doi.org/10.1016/j.jtho.2023.07.006.

［43］LI F, EMMERTON K K, JONAS M, ET AL. Intracellular payload release influences potency and bystander-killing effects of antibody-drug conjugates in preclinical models[J]. Cancer Research, 2016, 76(9): 2710-2719.

［44］LI F, EMMERTON K K, JONAS M, et al. Intracellular released payload influences potency and bystander-killing effects of antibody-drug conjugates in preclinical models[J]. Cancer Research, 2016, 76(9): 2710-2719.

［45］LI N, HUANG H Y, WU D W, et al. Changes in clinical trials of cancer drugs in mainland China over the decade 2009-18: a systematic review[J]. Lancet Oncol, 2019, 20(11):e619-e626.

［46］LIPINSKI M, PARKS DR, ROUSE RV, et al. Human trophoblast cell-surface antigens defined by monoclonal antibodies[J]. Proc Natl Acad Sci U S A, 1981;78(8):5147-5150.

［47］LISBERG A, CUMMINGS A, GOLDMAN J W, et al. A phase Ⅱ study of pembrolizumab in EGFR-mutant, PD-L1+, tyrosine kinase inhibitor naive patients with advanced NSCLC[J]. J Thorac Oncol, 2018,13(8):1138-1145.

［48］LIU R, RIZZO S, WHIPPLE S, PAL N, et al. Evaluating eligibility criteria of oncology trials using real-world data and AI[J]. Nature, 2021, 592(7855):629-633.

［49］LIU X, MA L, LI J, SUN L, et al. Trop2-targeted therapies in solid tumors: advances and future directions[J]. Theranostics, 2024, 14(9):3674-92.

［50］LU S, WU L, JIAN H, et al. Sintilimab plus chemotherapy for patients with EGFR-mutated non-squamous non-small-cell lung cancer with disease progression after EGFR tyrosine-kinase inhibitor therapy(ORIENT-31): Second interim analysis from a double-blind, randomised, placebo-controlled, phase 3 trial[J]. Lancet Respir Med, 2023,11(7):624-636.

［51］LUKE J J, FLAHERTY K T, RIBAS A, et al. Targeted agents and immunotherapies: optimizing outcomes in melanoma[J]. Nat Rev Clin Oncol, 2017, 14(8):463-482. doi: 10.1038/nrclinonc.2017.43. Epub 2017 Apr 4. PMID: 28374786.

［52］MASUDA K, HORINOUCHI H, TANAKA M, et al. Efficacy of anti-PD-1 antibodies in NSCLC patients with an EGFR mutation and high PD-L1 expression[J]. J Cancer Res Clin Oncol, 2021,147(1):245-251.

［53］Mersana Therapeutics. XMT-2056: A novel HER2-targeted antibody-drug conjugate[EB/OL].(2022)[2024-06-29]. https://www.mersana.com/.

［54］MOK T S K, NAKAGAWA K, PARK K, et al. LBA8 nivolumab (nivo)+chemotherapy(chemo)vs chemo in patients(pts)with EGFR-mutated metastatic non-small cell lung cancer(mNSCLC)with disease progression after EGFR tyrosine kinase inhibitors(TKIs)in checkmate 722[J]. Annals of Oncology, 2022,33: S1561-S1562.

［55］NEELAPU S S, DICKINSON M, MUNOZ J, et al. Axicabtagene ciloleucel as first-line therapy in high-risk large B-cell lymphoma: the phase 2 ZUMA-12 trial[J]. Nat Med, 2022, 28(4):735-742.

［56］NGUYEN K G, VRABEL M R, MANTOOTH S M, et al. Localized interleukin-12 for cancer immunotherapy[J]. Front Immunol, 2020,11:575597. doi: 10.3389/fimmu.2020.575597. PMID: 33178203; PMCID: PMC7593768.

［57］NOGAMI N, BARLESI F, SOCINSKI M A, et al. Impower150 final exploratory analyses for atezolizumab plus bevacizumab and chemotherapy in key NSCLC patient subgroups with EGFR mutations or metastases in the liver or brain[J]. J Thorac Oncol, 2022,17(2):309-323.

［58］OGITANI Y, AIDA T, HAGIHARA K, et al. DS-8201a, a novel HER2-targeting ADC with a novel DNA topoisomerase I inhibitor, demonstrates a promising antitumor efficacy with differentiation from T-DM1[J]. Clinical Cancer Research, 2016, 22(20): 5097-5108.

［59］PARKER C, SARTOR O. Abiraterone and increased survival in metastatic prostate cancer[J]. N Engl J Med, 2011, 365(8):767. doi: 10.1056/NEJMc1107198. PMID: 21864180.

［60］PAZ-ARES L G, JUAN-VIDAL O, MOUNTZIOS G S, et al. Sacituzumab govitecan versus docetaxel for previously treated advanced or metastatic non-small cell lung cancer: the randomized, open-label phase Ⅲ EVOKE-01 study.[J] J Clin Oncol, 2024, 42(24):2860-2872.

［61］PIETSCH E C, DONG J, CARDOSO R, et al. Anti-leukemic activity and tolerability of anti-human CD47 monoclonal antibodies[J]. Blood Cancer J, 2017, 7(2):e536.

［62］PLANCHARD D, FENG P H, KARASEVA N, et al. Osimertinib plus platinum-pemetrexed in newly diagnosed epidermal growth factor receptor mutation-positive advanced/metastatic non-small-cell lung cancer: safety run-in results from the flaura2 study[J]. ESMO Open, 2021,6(5):100271.

［63］PLANCHARD D, JANNE P A, CHENG Y, et al. Osimertinib with or without chemotherapy in EGFR-mutated advanced nsclc[J]. N Engl J Med, 2023,389(21):1935-1948.

［64］POLETTO S, NOVO M, PARUZZO L, et al. Treatment strategies for patients with diffuse large B-cell lymphoma[J]. Cancer Treat Rev, 2022, 110:102443.

［65］QU Y, EMOTO K, EGUCHI T, et al. Pathologic assessment after neoadjuvant chemotherapy for NSCLC: importance and implications of distinguishing adenocarcinoma from squamous cell carcinoma[J]. J Thorac Oncol Off Publ Int Assoc Study Lung Cancer 2019;14:482-93. https://doi.org/10.1016/j.jtho.2018.11.017.

［66］RITTMEYER A, BARLESI F, WATERKAMP D, et al. Atezolizumab versus docetaxel in patients with previously treated non-small-cell lung cancer(oak): A phase 3, open-label, multicentre randomised controlled trial[J]. Lancet, 2017,389(10066):255-265.

［67］ROSENBERG S A, PACKARD B S, AEBERSOLD P M, et al. Use of tumor-infiltrating lymphocytes and interleukin-2 in the immunotherapy of patients with metastatic melanoma. A preliminary report[J]. N Engl J Med, 1988, 319(25):1676-1680.

［68］RYAN C J, SMITH M R, FIZAZI K, et al. Abiraterone acetate plus prednisone versus placebo plus prednisone in chemotherapy-naive men with metastatic castration-resistant prostate cancer(COU-AA-302): final overall survival analysis of a randomised, double-blind, placebo-controlled phase 3 study[J]. Lancet Oncol, 2015, 16(2):152-60. doi: 10.1016/S1470-2045(14)71205-7. Epub 2015 Jan 16. PMID: 25601341.

［69］SAEZ-IBAÑEZ AR, UPADHAYA S, PARTRIDGE T, et al. The changing landscape of cancer cell therapies: clinical trials and real-world data[J]. Nat Rev Drug Discov, Published online May 31, 2024.

［70］SAGINALA K, BARSOUK A, ALURU J S, et al. Epidemiology of melanoma[J]. Med Sci(Basel), 2021, 9(4):63. Published 2021 Oct 20. doi:10.3390/medsci9040063

［71］SATO Y, SHIBATA M, SHIMIZU Y, et al. Immunostimulatory antibody-drug conjugates elicit robust antitumor immunity by engaging the innate and adaptive immune systems[J]. Nature Communications, 2021, 12(1): 5904.

［72］SCHER H I, FIZAZI K, SAAD F, et al. Increased survival with enzalutamide in prostate cancer after chemotherapy[J]. N Engl J Med, 2012, 367(13):1187-97. doi: 10.1056/NEJMoa1207506. Epub 2012 Aug 15. PMID: 22894553.

［73］SERRONE L, ZEULI M, SEGA FM, et al. Dacarbazine-based chemotherapy for metastatic melanoma: thirty-year experience overview[J]. J Exp Clin Cancer Res, 2000, 19(1):21-34. PMID: 10840932.

［74］SHASTRY M, JACOB S, RUGO HS, et al. Antibody-drug conjugates targeting TROP-2: Clinical development in metastatic breast cancer[J].

Breast, 2022, 66:169-77.

［75］SHIMIZU T, SANDS J, YOH K, et al. First-in-human, phase I dose-escalation and dose-expansion study of trophoblast cell-surface antigen 2-directed antibody-drug conjugate datopotamab deruxtecan in non-small-cell lung cancer: TROPION-PanTumor01[J]. J Clin Oncol, 2023, 41(29):4678-87.

［76］SIKIC B I, LAKHANI N, PATNAIK A, et al. First-in-human, first-in-class phase I trial of the Anti-CD47 antibody Hu5F9-G4 in patients with advanced cancers[J]. J Clin Oncol, 2019, 37(12):946-953. doi:10.1200/JCO.18.02018.

［77］SINGH A K, McGuirk J P. CAR T cells: continuation in a revolution of immunotherapy[J]. Lancet Oncol, 2020, 21(3):e168-e178.

［78］Soria J C, Ohe Y, Vansteenkiste J, et al. Osimertinib in untreated EGFR-mutated advanced non-small-cell lung cancer[J]. N Engl J Med 2018, 378:113-25. https://doi.org/10.1056/NEJMoa1713137.

［79］STEGE H, HAIST M, NIKFARJAM U, et al. The status of adjuvant and neoadjuvant melanoma therapy, new developments and upcoming challenges[J]. Target Oncol, 2021, 16(5):537-552. doi:10.1007/s11523-021-00840-3.

［80］TANNOCK I F, DE WIT R, BERRY W R, et al. Docetaxel plus prednisone or mitoxantrone plus prednisone for advanced prostate cancer[J]. N Engl J Med, 2004, 35:1502-1512.

［81］TSUBOI M, WEDER W, ESCRIU C, et al. Neoadjuvant osimertinib with/without chemotherapy versus chemotherapy alone for EGFR-mutated resectable non-small-cell lung cancer: NeoADAURA. Future Oncol Lond Engl 2021;17:4045-55. https://doi.org/10.2217/fon-2021-0549.

［82］WESTIN J R, KERSTEN M J, SALLES G, et al. Efficacy and safety of CD19-directed CAR-T cell therapies in patients with relapsed/refractory aggressive B-cell lymphomas: Observations from the JULIET, ZUMA-1, and TRANSCEND trials[J]. Am J Hematol, 2021,

96(10):1295-1312.

[83] WESTIN J, SEHN LH. CAR T cells as a second-line therapy for large B-cell lymphoma: a paradigm shift? Blood, 2022, 139(18):2737-2746.

[84] WOO S R, FUERTES M B, CORRALES L, et al. STING-dependent cytosolic DNA sensing mediates innate immune recognition of immunogenic tumors[J]. Immunity, 2014, 41(5): 830-842.

[85] YANG H, SHAO R, HUANG H, et al. Engineering macrophages to phagocytose cancer cells by blocking the CD47/SIRP α axis[J]. Cancer Med, 2019, 8(9):4245-4253.

[86] ZHANG C, SUN Y X, YI D C, et al. Neoadjuvant sintilimab plus chemotherapy in EGFR-mutant NSCLC: Phase 2 trial interim results(NEOTIDE/CTONG2104)[J]. Cell Rep Med, 2024, 5(7):101615. https://doi.org/10.1016/j.xcrm.2024.101615.

[87] ZHENG R S, CHEN R, HAN B F, et al. Cancer incidence and mortality in China, 2022[J]. Zhonghua Zhong Liu Za Zhi, 2024, 46(3):221-231. Chinese. doi: 10.3760/cma.j.cn112152-20240119-00035. PMID: 38468501.

[88] ZHONG W Z, YAN H H, CHEN K N, et al. Erlotinib versus gemcitabine plus cisplatin as neoadjuvant treatment of stage Ⅲ A-N2 EGFR-mutant non-small-cell lung cancer: final overall survival analysis of the EMERGING-CTONG 1103 randomised phase Ⅱ trial[J]. Signal Transduct Target Ther 2023;8:76. https://doi.org/10.1038/s41392-022-01286-3.

[89] ZHOU T, YE D, SUN Z Q ,et al. A phase Ⅱ, multicenter, randomized, open-label study to evaluate the safety and tolerability of proxalutamide(GT0918)in subjects with metastatic castrate-resistant prostate cancer(mCRPC)[J]. J Clin Oncol, 2021, 39:108-108. DOI:10.1200/JCO.2021.39.6_SUPPL.108.

[90] ZHOU T, XU W, ZHANG W, et al. Preclinical profile and phase I clinical trial of a novel androgen receptor antagonist GT0918 in castration-resistant prostate cancer[J]. Eur J Cancer, 2020, 134:29-40.

doi: 10.1016/j.ejca.2020.04.013. Epub 2020 May 24. PMID: 32460179.

［91］黄慧瑶，蒋雅乐，余伟杰，等．关于加快中国创新医药学学科建设的思考与建议 [J]. 科技导报，2023,41(18):67-71.

［92］黄慧瑶，吴大维，王海学，等．2019 年中国肿瘤药物临床试验进展 [J]. 中华肿瘤杂志，2020,42(2):127-132.

［93］宋媛媛，唐凌，夏琳等．在抗肿瘤药物临床试验中运用替代终点的审评考量．中华肿瘤杂志 2022;44:1155-9. https://doi.org/10.3760/cma.j.cn112152-20210913-00697.

［94］吴大维，黄慧瑶，唐玉，等．2020 年中国肿瘤药物临床试验进展 [J]. 中华肿瘤杂志，2021,43(2):218-223.

［95］中国医疗保健国际交流促进会肿瘤内科学分会，中国抗癌协会淋巴瘤专业委员会，中国医师协会肿瘤医师分会，石远凯，秦燕，陈海珠，等．中国淋巴瘤治疗指南 (2023 年版). 中国肿瘤临床与康复，2023, 30(1):2-39.

［96］Makker V, Aghajanian C, Cohn A L, et al. A phase Ib/II study of lenvatinib and pembrolizumab in advanced endometrial carcinoma (Study 111/KEYNOTE-146): long-term efficacy and safety update[J]. Journal of Clinical Oncology, 2023, 41(5): 974-979.

［97］Makker V, Colombo N, Casado Herráez A, et al. Lenvatinib plus pembrolizumab for advanced endometrial cancer[J]. New England Journal of Medicine, 2022, 386(5): 437-448.

［98］Miller D S, Filiaci V L, Mannel R S, et al. Carboplatin and paclitaxel for advanced endometrial cancer: final overall survival and adverse event analysis of a phase III trial (NRG Oncology/GOG0209)[J]. Journal of Clinical Oncology, 2020, 38(33): 3841-3850.

［99］Choueiri T K, Eto M, Motzer R, et al. Lenvatinib plus pembrolizumab versus sunitinib as first-line treatment of patients with advanced renal cell carcinoma (CLEAR): extended follow-up from the phase 3, randomised, open-label study[J]. The Lancet Oncology, 2023, 24(3): 228-238.

［100］Llovet J M, Kudo M, Merle P, et al. Lenvatinib plus pembrolizumab versus lenvatinib plus placebo for advanced hepatocellular carcinoma (LEAP-002): a randomised, double-blind, phase 3 trial[J]. The Lancet Oncology, 2023, 24(12): 1399-1410.

[101] Eggermont A M M, Carlino M S, Hauschild A, et al. Pembrolizumab (pembro) plus lenvatinib (len) for first-line treatment of patients (pts) with advanced melanoma: Phase III LEAP-003 study[J]. Annals of Oncology, 2019, 30: v561.

[102] Arance A, De La Cruz-Merino L, Petrella T M, et al. Phase II LEAP-004 study of lenvatinib plus pembrolizumab for melanoma with confirmed progression on a programmed cell death protein-1 or programmed death ligand 1 inhibitor given as monotherapy or in combination[J]. Journal of Clinical Oncology, 2023, 41(1): 75-85.

[103] Lwin Z, Gomez-Roca C, Saada-Bouzid E, et al. LBA41 LEAP-005: Phase II study of lenvatinib (len) plus pembrolizumab (pembro) in patients (pts) with previously treated advanced solid tumours[J]. Annals of Oncology, 2020, 31: S1170.

[104] Nishio M, Peled N, Zer A, et al. 1313P Phase III LEAP-006 safety run-in (Part 1): 1L pembrolizumab (Pembro)+ chemotherapy (Chemo) with lenvatinib (Len) for metastatic NSCLC[J]. Annals of Oncology, 2020, 31: S848-S849.

[105] Yang J C H, Han B, Jiménez E D L M, et al. Pembrolizumab with or without lenvatinib for first-line metastatic NSCLC with programmed cell death-ligand 1 tumor proportion score of at least 1%(LEAP-007): a randomized, double-blind, phase 3 trial[J]. Journal of Thoracic Oncology, 2024, 19(6): 941-953.

[106] Leighl N, Paz-Ares L, Rodriguez-Abreu D. Phase 3 LEAP-008 study of lenvatinib plus pembrolizumab versus docetaxel for metastatic non-small cell lung cancer (NSCLC) that progressed on a PD-(L) 1 inhibitor and platinum-containing chemotherapy[J]. Ann Oncol, 2023, 20: 100535.

[107] Matsubara N, de Wit R, Balar A V, et al. Pembrolizumab with or

without lenvatinib as first-line therapy for patients with advanced urothelial carcinoma (LEAP-011): A phase 3, randomized, double-blind trial[J]. European urology, 2024, 85(3): 229-238.

[108] Yamamoto S, Lin C Y, Rojas C, et al. 189P Safety run-in results from LEAP-014: First-line lenvatinib (len) plus pembrolizumab (pembro) and chemotherapy (chemo) for metastatic esophageal squamous cell carcinoma (ESCC)[J]. Annals of Oncology, 2023, 34: S1548.

[109] Yanez P E, Ben-Aharon I, Rojas C, et al. First-line lenvatinib plus pembrolizumab plus chemotherapy versus chemotherapy in advanced/metastatic gastroesophageal adenocarcinoma (LEAP-015): Safety run-in results[J]. 2023.

[110] Kawazoe A, Xu R H, García-Alfonso P, et al. Lenvatinib Plus Pembrolizumab Versus Standard of Care for Previously Treated Metastatic Colorectal Cancer: Final Analysis of the Randomized, Open-Label, Phase III LEAP-017 Study[J]. Journal of Clinical Oncology, 2024: JCO. 23.02736.

[111] Kuo H Y, Khan K A, Kerbel R S. Antiangiogenic–immune-checkpoint inhibitor combinations: lessons from phase III clinical trials[J]. Nature Reviews Clinical Oncology, 2024: 1-15.